JEANNINE MIK

DU BIST VIEL MEHR ALS DEINE GEFÜHLE

Wie du dich selbst bei starken Emotionen, Stress und Überwältigung in die innere Sicherheit führst

INHALT

Vorwort 7

Ein neuer Weg zur Heilung 11

Fremdsprache Emotionsmanagement: Warum wir keine Ahnung vom Umgang mit unseren Gefühlen haben 12

» Ein neues Paradigma des Spürens 14

Gestatten: Dein Nervensystem, Bestimmer von … allem! 18

» Starr statt flexibel: Die Symptome der Dysregulation 19

» Schnelle Pflaster oder verkörperte Veränderung? 24

» Die geheime Sprache unseres Körpers 28

» Was dich in diesem Buch erwartet 35

» Homemade-Medicine: Die Bedeutung der Regulation 39

Easy Start: Besser (ein)fühlen im Alltag 42

Körper und Nervensystem, Stress und Trauma 51

Die unsichtbare Brille: Einführung ins Nervensystem 52

80 zu 20: Warum ein Bottom-up-Ansatz so wirksam ist 57

» Kann mein System überhaupt entspannen? 61

»Ist das sicher?«: Sicherheit als das höchste Gut 62

» Neurozeption: Der eingebaute Gefahrenscan 65

Regulation und Dysregulation 68

» Regulation 68

» Dysregulation 77

Trauma: Die Gefahr aus dem Dort und Damals im Heute 82
» Das flexible, resiliente Nervensystem 87
» Das starre Nervensystem (bei chronischem Stress oder Trauma) 89
» Deine Erfahrung ist valide: Im Gespräch mit meinen Teilen 93
» »Lade einfach mehr Freude ein!«: Von Schönwetter-Mindset-Tipps 96
Neuverkabelung: Was ein überwältigtes Nervensystem wirklich braucht 100
» 1. Sicherheit 100
» 2. Unterstützung 101
» 3. Kapazitäten aufbauen 102

Deine persönliche Spezialeinheit im Einsatz 109

Rauf und runter auf der autonomen Leiter 110
» Deine persönliche Leiter als treue Begleiterin 116
» Triff dorsal: »Ich kann nicht!« 125
» Triff den Sympathikus: »Ich kann und ich muss – jetzt!« 139
» Triff die Starre: »Ich muss, aber ich kann nicht!« 148
» Triff ventral: »Ich kann!« 160
» Die Mischzustände der Regulation: Spiel und Stille 162
» Triff das Bambi: Extremes People Pleasing als die vierte Stressantwort 169
» Welches ist dein »Home away from Home«? 179
» Friendly Reminder: Das Wichtigste auf einen Blick 182
Self-Check-ins: Die Basis für deine Regulationsroutine 184
» Was passiert bei einem Self-Check-in? 188

Erfolgreich regulieren ist nicht schwer 197

Zustandsadäquates Regulieren 198
» How to Regulate: Der Sympathikus 199
» How to Regulate: Die Starre 204
» How to Regulate: Dorsal 207
» How to Regulate: Ventral 210
» Fülle dein persönliches Regulationsmenü 211
» Mein Regulationsmenü 212
» Regulations-FAQ: Häufige Fragen 214
Das Nervensystem im Alltag unterstützen 222
» Auf wiederkehrende Trigger vorbereiten 222
» Vorwärtsgehen: Sichere Bewegung einladen 227
» Die vier Bereiche der Regulation 233

Nachwort: Du bist die Heldin, auf die du gewartet hast 237

Anhang 243

Dank 244
Übungsverzeichnis 247
Anmerkungen 248
Personen- und Sachregister 252
Impressum 254

Geh für deinen exklusiven Zusatzcontent auf Seite 39. Dort findest du den QR-Code, unter dem du Mini-Übungstutorials und Begleitmaterial zum Download findest.

Für E. und A.,
meine zwei größten Lehrmeisterinnen

VORWORT

Du bist nicht kaputt.
Du wirst nicht verrückt.
Du fühlst nicht falsch.
Du ergibst Sinn. Alles an dir. Immer.

Du machst diese intensiven, unangenehmen und mitunter auch lebenseinschränkenden Erfahrungen auch nicht, weil du »dich nicht genug anstrengst«. Du verfügst ganz einfach noch nicht über die richtigen Werkzeuge, um das, was in deinem Inneren geschieht, zu verändern.

Du fühlst jede Menge. Zu viel, manchmal. Du denkst auch viel. Und bist oft gestresst. Ich verstehe das so gut. Weil ich auch »so« bin: Da ist so viel, es ist so laut und mal zu leise. Da ist die niemals enden wollende Liste an »To-dos« und daneben eine voller »Must-bes«, die wir und die Welt uns auferlegen. Da sind Schablonen, in die wir passen müssen, und Termine, die einzuhalten sind. Da sind Bedürfnisse, die erfüllt werden wollen – für die meisten von uns nicht nur unsere eigenen.

Wir versuchen, uns abzugrenzen. Und hinterfragen alles. Immer dieses Überlegen, Zerdenken, Achtsamsein: Tausende Gedanken, die entweder Karussell fahren oder wie Duracell-Häschen ständig im Kopf lärmen. So vieles haben wir schon erlebt – wann kommt endlich diese Abhärtung, von der alle sprechen? »Du musst härter werden, die Welt ist hart!«

Es ist so unsagbar anstrengend. Schnell eine Stunde Yoga, irgendwie zwischendrin hineingepresst. Was entspannen soll, stresst zusätzlich. Wieso schaffen die anderen immer alles? Da sind Fremdbestimmung, Leistungsdruck, offene Rechnungen. Und irgendwo auch noch der Wunsch, sich selbst nicht zu verlieren unter der Last des Alltags in einer komplett überreizten Welt, der wir an manchen Tagen gefühlt dabei zusehen können, wie sie sich zerstört. Und wir sind immer in der Mitte. Wir, die wir Beziehungen gestalten wollen und uns selbst erleben möchten: Abenteuer, Gesundheit, Lebendigkeit, Genuss, Freude, Lachen, Liebe, Ruhe ... endlich mal Ruhe. Aber die gute Art von Ruhe. Durchatmen. Weite und gleichzeitig Geborgensein. Ein Fallenlassen, bei dem wir wissen, dass wir aufgefangen werden. Ein Loslassen ohne Gefahr. Leichtigkeit. Präsenz. Liebe ohne Angst.

Lass uns einmal durchatmen, wenn du möchtest. Diese Zeilen, die du eben gelesen hast, zu tippen und den gefühlten »Dauerlauf« zu beschreiben, berührt mich. Ich nehme mir einen Moment, dies zu spüren. Das Gefühl sitzt in meiner Brust. Ich fühle, wie Tränen in meine Augen steigen. Aber nur kurz. Sie versiegen, bevor eine über meine Wange laufen kann. Ich höre Musik von Norah Jones aus dem Lautsprecher neben mir. Die Luft ist kühl. Herbst. Ich fühle den Stoff des weichen Pullovers an meiner Haut, den ich vor Jahren in Orlando gekauft habe. Das war ein schöner Tag. Ich nehme den Holzboden unter meinen Füßen wahr. Sie sind kalt. Wo bist du gerade, was ist um dich herum, und was nimmst du wahr? Ich sehe mich in meiner Küche um, atme einmal tief ein und seufze. Und dann ist es wieder in Ordnung. Ich bin hier.

Das allermeiste zum bewussten Umgang mit Gefühlen, was ich heute weiß, musste ich mir als Erwachsene selbst aneignen. Vielleicht geht es dir ja ähnlich. Zeit meines Großwerdens wusste ich nur, dass ich etwas spüre. Oft. Oft auch sehr viel. Aber was dann? Was mit den Gefühlen tun? Das wusste ich nicht. Außer, dass Tränen kamen, wenn ich traurig war, und auch, wenn mich etwas ärgerte und ich mich machtlos fühlte, etwas daran zu ändern.

Dass ich angeblich zu sensibel sei, das wusste ich auch: »Was ist eigentlich mein Problem? Warum fühle ich so intensiv, warum bin ich so empfindlich und warum kann ich nicht einfach *normal* sein?« Ich erinnere mich an Ängste, für die ich keine Strategien hatte. Viel Angst, Liebe, Freude und Sorge. Und Wut. Eine unbändige Wut, die ich mich oft nicht zu zeigen traute. Wenn ich sie mal zeigte, kamen als Antwort darauf manchmal Verständnis, manchmal noch mehr Wut und manchmal Enttäuschung. Die starken Emotionen, die schier überwältigende Menge an Gedanken, meine oftmals unangenehmen Körperempfindungen und auch immer wiederkehrende, frustrierende Verhaltensweisen stellten mich oft vor ein Rätsel. »Warum kann es nicht leichter sein?« Es gab Momente, da habe ich Abneigung und Ekel weggedrückt. Weil der Preis, sie auszudrücken, zu hoch gewesen wäre. Es gibt so viele Gefühle, die zu zeigen sich nicht »ziemt«. Gerade für Kinder. Und insbesondere für junge, weiblich sozialisierte Menschen: »Mädchen«.

Welche Erfahrungen hast du selbst gemacht? Weißt du noch, welchen Raum deine Gefühle bekommen haben, als du klein warst? Wie haben deine Bezugspersonen reagiert, wenn ganz viel in deinem Inneren los war? Wenn du wütend warst, traurig, dich geschämt hast? Die längste Zeit meines bisherigen Lebens hatten mich meine Gefühle im Griff, nicht umgekehrt. Daran, selbst das Lenkrad meines Erlebens in die Hand zu nehmen und auch dann zu behalten, wenn es drunter und drüber geht, arbeite ich bis heute.

Vieles konnte ich bereits bewegen. Ich habe jede Menge dazugelernt und tue es weiterhin jeden Tag. Was für mich persönlich und auch für meine Klientinnen und Klienten nach vielem Ausprobieren, Suchen und Finden letztlich jene grundlegenden, wohltuenden Veränderungen brachte, die wir uns so lange gewünscht hatten, kannst du in diesem Buch lesen. Das, was wirklich wirkt. Es kann dir besser gehen. Jeden Tag. Egal wo du startest.

EIN NEUER WEG ZUR HEILUNG

FREMDSPRACHE EMOTIONSMANAGEMENT: WARUM WIR KEINE AHNUNG VOM UMGANG MIT UNSEREN GEFÜHLEN HABEN

Dass so viele erwachsene Menschen nur wenig Ahnung vom bewussten Umgang mit Gefühlen haben, ist nicht verwunderlich. Es gibt verschiedene Größen, die hierbei von Bedeutung sind. Unsere Eltern oder primären Bezugspersonen sind die prägendsten Menschen in unserer Kindheit. Wie sie mit Gefühlen umgehen und ob sie selbst es gelernt haben, spielt eine wesentliche Rolle dafür, ob und wie wir es lernen. Es beeinflusst all unsere »Werkseinstellungen«, die sich weit über den Umgang mit Gefühlen und Stress hinaus erstrecken. Unsere ersten Bindungserfahrungen haben einen enormen Einfluss darauf, ob wir mit dem Gefühl geboren werden, einen Platz in der Welt zu haben, und ob wir ein grundsätzliches Vertrauen in uns tragen, dass sich um uns gekümmert wird. Ob wir sicher sind und unterstützt werden – oder eben nicht. Wir erfahren, ob uns geholfen wird, wenn wir Hilfe brauchen.

Um in einer Gemeinschaft zu überleben, passen Kinder sich an ihr Umfeld an. Sie lernen schnell, was zu tun ist, um akzeptiert zu werden. Dabei ist diese Akzeptanz und »Teil von etwas« zu sein in der Tat überlebensnotwendig, weil in uns urzeitliche Systeme am Werk sind, die mit dunklen Höhlen und Säbelzahntigern mehr anfangen können als mit Fußbodenheizung und Smartphone. Die Anpassungen, die wir seit unserer frühesten Kindheit vollbringen, um nicht ausgeschlossen zu werden, schreiben sich in unser System ein.

Das betrifft auch den Umgang mit Gefühlen: Was darf ich ausdrücken und was nicht? Welche meiner Teile werden akzeptiert und welche führen dazu, dass ich ausgeschlossen oder bestraft werde?

Alles, was zum Ausschluss führen könnte, wird in kleine Boxen gepackt und tief nach unten in den Keller unseres Selbst gesperrt. So kommt es, dass wir uns ganz viele Gefühle nicht mehr erlauben. Diese bräuchten aber dringend Raum, damit es uns wirklich gut gehen kann. Unterdrückte Emotionen und deren hormonelle Aufladung sammeln sich in unserem Inneren über die Jahre als Gift an, das uns krank machen kann. Je mehr Emotionen wir abschneiden, je mehr Teile wir wegpacken, desto mehr trennen wir uns auch von echter, verkörperter Lebendigkeit. Von unserem Spüren, von der Weite in uns, von Freude, Abenteuer, Sinnlichkeit, unserer Motivation, Begeisterung und unserem eigentlichen, echten Willen. Auf was für eine Entdeckungsreise wir uns begeben dürfen, um all das wieder zu bergen!

Weiten wir den Blick, stellen wir zudem fest, dass noch ganz andere Kräfte am Werk sind, die es uns seit vielen Jahren auch gesellschaftlich schwer machen, einen gesunden Zugang zu dem, was wir fühlen und spüren, zu entwickeln. In unserer westlichen Welt haben Gedanken oftmals einen höheren Stellenwert als Gefühle. Sowohl die Erziehung als auch unser gesamtes Schulsystem zielt darauf ab, kognitive Prozesse zu fördern. Was wir spüren und wahrnehmen und das Bedürfnis nach Bewegung sind nicht nur kaum relevant, sondern werden mitunter auch gehemmt: Stundenlanges Stillsitzen ist definitiv nicht, was unser Körper braucht oder will. Das Gehirn und das Denken scheinen wichtiger als unsere Körperempfindungen zu sein. Dr. Stephen Porges, der Begründer der Polyvagal-Theorie, schreibt dazu: »Erst in den letzten 50 Jahren sind Emotionen [...] in der Psychologie zu einem anerkannten Forschungsgegenstand geworden. Vorher standen die Kognitionen und ihre Förderung im Zentrum aller Bemühungen, [...] während subjektive Berichte über Gefühle in den Hintergrund verbannt wurden.«[1] Als Porges in den 1960er-Jahren als

Student die wissenschaftliche Welt kennenlernte, wurden Emotionen laut ihm nur in Verbindung mit Motivation erforscht. Das Beispiel, das er schildert, gewährt Einblicke in die damals zum Teil absurde Auslegung unserer Gefühle: Man beeinflusste die Motivation von Laborratten, indem man ihnen Nahrung zuführte oder vorenthielt. Ihre emotionalen Reaktionen maß man anhand der Kotmenge, die sie ausschieden. Ich musste das zweimal lesen. Der berühmte Philosoph Descartes sagte »Ich denke, also bin ich« und nicht »Ich spüre, also bin ich« und gab damit einem Phänomen Worte, das sich durch unsere gesamte Kultur zieht: Gedanken sind wichtig, man fokussiert auf das, was sich im Kopf abspielt. Und im besten Fall kann man es auch noch messen, neue Daten erheben und dann Aussagen treffen und Schlüsse ziehen, die für alle gelten. Unser subjektives Empfinden, die vielfältigen Emotionen und das, was wir in uns ganz individuell spüren, waren lange nicht weiter von Bedeutung. Wir leben in einer Welt, die das Vermeiden von Gefühlen und die Unverbundenheit mit unserem Körper normalisiert.

EIN NEUES PARADIGMA DES SPÜRENS

Auch in vielen Therapien gibt es bis heute eine Top-down-Tendenz, bei der mentale Prozesse im Zentrum der Betrachtungen stehen und Körperempfindungen eine Rolle im Hintergrund einnehmen. Dabei wissen wir mittlerweile, dass die prägendsten aller Erfahrungen – also jene, die uns bis ins Mark beeinflussen – an einem Ort in uns gespeichert sind, der keine Worte kennt. »Darüber zu reden« ist daher nicht einmal die halbe Miete. Neurowissenschaftliche Erkenntnisse und jene der Traumaforschung verlangen aber zum Glück immer dringlicher nach Beachtung. Sie machen deutlich, wie notwendig es ist, den Blick zu weiten und die fundamentale Rolle unserer Emotionen und unseres Körperempfindens

anzuerkennen: für unsere seelische und körperliche Gesundheit, für gelingende Beziehungen zu uns selbst und anderen Menschen und letztlich auch für uns als Gesellschaft.
Ein Trauma und Stress finden nicht nur in unseren Gehirnen statt. Dasselbe gilt für Gefühle: Wir spüren sie mit unserem Körper, erleben starke Emotionen mit jeder Zelle. Es geht nicht um »Kopf oder Körper« und welcher von beiden bedeutsamer ist. Wichtig ist die Erkenntnis, dass beide unzertrennlich miteinander verbunden und ständig im Austausch sind und der Körper ein wesentlicher Part dieser Gleichung ist.

Gefühle sind im Grunde nichts anderes als interpretierte Körperempfindungen.

Wir nehmen etwas körperlich wahr, und unser System baut innerhalb von Millisekunden eine »Meinung« ringsherum, die wir dann als Gefühl erleben. Stell dir zum Beispiel vor, du bist im Supermarkt. Als du mit dem Einkaufswagen in den nächsten Gang fahren willst, steht da plötzlich jemand, den du eigentlich nicht sehen möchtest und mit dem du auch nicht gerechnet hast. Huch! Was passiert in dir? Was spürst du? Ja, da kommt eine Emotion ..., aber zuerst ist da ein Körperempfinden. Spür einen kleinen Moment in deinen Körper. Was nimmst du wahr? Wahrscheinlich kennst du Redewendungen wie »Da ist mir mein Herz in die Hose gerutscht«.
Nun stell dir vor, du bist einkaufen und plötzlich steht da jemand, den du richtig gern magst. Wieder hast du nicht mit der Person gerechnet. Die Situation ist dieselbe, beide Male passiert etwas Unerwartetes. Deshalb könnte auch der als sicher empfundene Mensch erst einmal ein kurzes »Huch« in uns auslösen. Aber danach können wir uns in die Situation hineinentspannen – und beispiels-

weise Freude empfinden. Nach der kurzen Anspannung in Form der Überraschung folgt eine Entspannung. Zumindest im zweiten Fall. Bei der ersten Person wird die Spannung aufrechterhalten, bis unser System das Gefühl hat, dass wir wieder »sicher« sind.
Ob wir »aus der Haut fahren«, »den Boden unter den Füßen verlieren« oder »Schmetterlinge im Bauch haben« – in jedem Fall finden wir sprachliche Ausdrücke für eine somatische Erfahrung.
Ich schlage dir bei dem Beispiel bewusst keine spezifische Person vor, weil ich nicht weiß, wer für dein System nur unangenehm ist und wer in der Tat als Gefahr eingestuft wird. Ich will zwar, dass es dir etwas unangenehm ist, diesen Menschen zu treffen, damit das Beispiel funktioniert. Aber viele von uns kennen Personen, bei denen allein die Vorstellung, ihnen zu begegnen, eine starke körperliche Reaktion hervorrufen würde. Das ist für das Beispiel nicht notwendig und auch überhaupt nicht im Sinne der Arbeit, die wir hier gemeinsam machen wollen. Unsere Lebensrealitäten sind viel zu bunt und einzigartig, als dass ich unter Garantie die für dich »richtige« Person vorgeben könnte.
Ich verspreche dir, dass ich achtsam in Hinsicht darauf sein werde, in welche inneren Bilder ich dich auf unserer Reise führe. Du kannst deine Erfahrung hier immer mitgestalten. Das ist eine Voraussetzung für traumainformiertes Arbeiten. Zugleich ist Wahlfreiheit eine der drei Komponenten, die unser Nervensystem braucht, um sich sicher fühlen zu können. Die Therapeutin Deb Dana etablierte die »3 C«: Context, Choice und Connection. Also Kontext, Wahlfreiheit und Verbindung. Sind diese drei in einem hinreichenden Ausmaß gegeben, kannst du dich sicher fühlen und »bei dir« bleiben oder zu dir zurückkommen.
Intensive unangenehme Emotionen wie Wut, Angst, Trauer oder Überwältigung sind also Erfahrungen, die sich nicht nur in unseren Köpfen abspielen. Das gilt genauso für Gefühle wie Freude, Dank-

barkeit, Zufriedenheit oder Hoffnung – sie finden überall statt. Wir spüren mit allem, was wir sind, auf unterschiedlichen Ebenen gleichzeitig. Es gibt einen »Felt Sense«, einen »gefühlten Sinn«, zu diesen Gefühlen: ein komplexes Körpererleben. Du kannst Wut in deinem Körper spüren, genau wie zum Beispiel auch Angst. Vielleicht wird deine Atmung flacher, dein Herz schlägt schneller, dein Blick wird fokussiert, dein Körper spannt sich an, du spürst eine Enge in der Brust, zusammengepresste Zähne, einen Überschuss an Energie. Auch Trauer nimmst du in deinem Körper wahr, etwa mit einer Last auf deinen Schultern, einem Loch in deiner Brust, einer Schwere, die dich einnimmt, mit dem Verlust von Körperspannung oder einem Kloß im Hals.[2]

Wenn wir lernen wollen, mit unseren Gefühlen umzugehen, und uns wirklich Veränderung wünschen, müssen wir uns als die Systeme begreifen, die wir sind.

Wir müssen erkennen, wie alles in uns in jeder Millisekunde unseres Lebens zusammenspielt und unsere täglich gelebte Realität erschafft. Das eröffnet unzählige Möglichkeiten für ein besseres Leben, echtes Wohlbefinden und körperliche sowie seelische Gesundheit. Der Hirnforscher Prof. Dr. Gerald Hüther formulierte in einem Gespräch mit mir: »Wir müssen beginnen zu verstehen, dass an unserem Kopf auch noch ein Körper dranhängt.«[3]
Recht hat er. Einerseits geht es also um Bewusstwerdung und dann – tja, was dann? An diesem Punkt tritt ein mächtiges, uraltes System in deinem Körper auf den Plan. Ein System, das die Macht hat, dein komplettes Erleben zu verändern, weil es die Basis deiner gesamten Wahrnehmung ist. Es bestimmt über deine Gefühle, deine Gedanken, dein Verhalten und deine Körperempfindungen. Die Rede ist von deinem autonomen Nervensystem.

GESTATTEN: DEIN NERVENSYSTEM, BESTIMMER VON … ALLEM!

»Wie jetzt, Nervensystem? Ich dachte, es geht um Gefühle und Stress und darum, endlich nicht mehr davon überwältigt zu werden?« Stimmt! Genau das werden wir uns ansehen. Mehr noch, du wirst eine Anleitung bekommen, mit der du es schaffst, dich in die innere Sicherheit zu führen. Du selbst, für dich. Aber alles der Reihe nach.
Zunächst einmal: Ja, das hier ist ein Buch über dein Nervensystem. Weil einer der Hauptgründe für starke Emotionen, fehlende Verbindung, innere Unruhe, ständiges Grübeln, Überforderung, Überwältigung, Angst, Panik und Depression eine sogenannte »Dysregulation« im autonomen Nervensystem ist. Dieser mächtige, selbstschützende Kreislauf ist Hunderte Millionen Jahre alt und befindet sich in jedem von uns. Was in unserem Leben passiert, ist eine direkte Folge davon, was in diesem System passiert. Alles, was wir erfahren, wie wir diese Welt wahrnehmen, was wir denken und auch, was wir fühlen, wird davon bestimmt, in welchem Zustand sich unser Nervensystem befindet.
Als ich das erfuhr und es mir langsam dämmerte, wie essenziell diese Erkenntnis ist, fiel ich erst einmal aus allen Wolken. Die eine Frage, die sofort wie ein riesiges Werbebanner über meinem Kopf erschien, war: »Wieso hat mir das bisher nie jemand gesagt?« Seit mehr als 20 Jahren hatte ich mich zu diesem Zeitpunkt bereits mit Psychologie und Persönlichkeitsentwicklung beschäftigt. So viel Erhellendes, Sinnvolles und auch jede Menge Unfug hatte ich schon gelesen und unendlich viele Dinge ausprobiert. Aber *das* war mir so lange schlicht nicht bewusst gewesen. Und es ändert *alles.*
Wahrscheinlich trifft auf dich zu, was für die allermeisten von uns wahr ist: Wir wissen so vieles, aber niemand gibt uns ein Handbuch dafür, wie wir uns in dieser Welt zurechtfinden sollen und

dem Sinn verleihen, was in unserem Inneren geschieht. Wie wir uns gut um uns selbst kümmern können, mit großen Emotionen umgehen, Beziehungen gestalten, achtsam Eltern sein, unsere privaten und beruflichen Träume verfolgen und endlich nicht mehr feststecken in jenen Bereichen, wo wir eigentlich so viel bewegen wollen. Niemand hat uns gelehrt, die Kontrolle über all das zu gewinnen, was in jeder Sekunde dieses Lebens in uns geschieht. Aber es gibt eine Möglichkeit, Einfluss darauf zu nehmen, und zwar durch Regulation. Das ist nämlich die zweite bahnbrechende Information: Wir können lernen, unser »Innendrin« aktiv zu beeinflussen und tatsächlich nachhaltig zu *verändern.*

Das Buch in deinen Händen enthält die verständlichste, einfachste und kraftvollste konkrete »Anleitung« zur aktiven Nervensystemregulation, auf die ich bisher gestoßen bin.

Die einzige Krux bei der ganzen Sache ist, dass Wissen allein nicht ausreicht, sondern sich nur etwas ändert, wenn du dein Nervensystem auch wirklich regulierst, also die Ressourcen, die du hier kennenlernst, tatsächlich anwendest. Die gute Nachricht ist, dass das keine Stunden dauert. Fünf Minuten können einen riesengroßen Unterschied machen. Meine Klientinnen und Klienten haben mir immer wieder gezeigt, wie bewegend die Ergebnisse sein und was für einen enormen Unterschied für ihr gesamtes Leben sie machen können.

STARR STATT FLEXIBEL: DIE SYMPTOME DER DYSREGULATION

Der Zustand unseres Nervensystems bestimmt die Gedanken, die wir denken, die Verhaltensweisen, die wir an den Tag legen, unsere Gefühle und Körperempfindungen und wie wir die Welt und die Menschen darin sehen. Das Nervensystem ist ein so mächtiger Organismus. Ist es dysreguliert – und das ist es bei vielen Menschen oft –, dann fühlt sich das nicht gut an. Wie soll es das auch, schließlich bedeutet Dysregulation immer einen aktiven Überlebensmodus. Sind wir tatsächlich in Gefahr, ist das von überlebenswichtiger Bedeutung. Aber wenn keine Gefahr im Verzug ist und unser System dennoch Alarm meldet, setzt uns das eine Brille auf, die die Realität verzerrt. Wissen wir darüber nicht Bescheid, wird die Verzerrung zu unserer Wahrheit und wir agieren und reagieren entsprechend. Das hat Auswirkungen auf unser eigenes Leben und das aller Menschen, die mit uns in Kontakt sind.

Chronische Dysregulation, ausgelöst durch dauerhaften Stress oder traumatische Erfahrungen, versetzt dich in einen anhaltenden Überlebensmodus, in dem nichts gedeihen kann: weder du selbst noch deine Beziehungen oder deine Gesundheit. Für Abenteuer, Entspannung, Lust, Freude und Lebendigkeit ist auch kein Raum. All dem werden wir uns widmen und tief in die Thematik eintauchen, damit du nicht nur wirklich Bescheid weißt, sondern auch mehr Regulation in dein Leben einladen kannst. Egal wie dein Startpunkt aussieht.

Eine gute Regulation des Nervensystems ist die Grundvoraussetzung für ein erfülltes Leben. Denn solange wir in einer Dysregulation sind, ist es unmöglich, bewusst im Hier und Jetzt zu sein, klar zu denken, zu gestalten, vorwärtszukommen, uns mit anderen Menschen verbunden zu fühlen, alte Muster zu durchbrechen, Herausforderungen zu meistern, authentisch wir selbst zu sein und das Leben zu genießen.

Dabei kann sich eine Dysregulation auf sehr viele unterschiedliche Weise zeigen.

Emotionale Gesundheit:

- Dich begleiten Ängste und Sorgen.
- Du neigst dazu, Dinge zu »zerdenken«.
- Deine Gedanken rasen und finden immer wieder den Weg in mögliche Katastrophenszenarien.
- Aus Angst vor einem »Was wäre, wenn ...?« lässt du oftmals Dinge bleiben.
- Du hast immer wieder Stimmungsschwankungen, scheinbar aus dem Nichts.
- Du hast Schwierigkeiten dabei, dich zu konzentrieren oder dich an Dinge zu erinnern.
- Du hast das Gefühl, nicht vom Fleck zu kommen, gefangen zu sein, festzustecken.
- Du hast oder hattest bereits ein Burn-out oder bist in dieser Hinsicht gefährdet.
- Du hast eine Depression oder verspürst Hoffnungslosigkeit und Gleichgültigkeit.
- Du bist immer gestresst und hast das Gefühl, keine Zeit zu haben.
- Du erlebst dich immer wieder als überfordert oder fühlst dich überwältigt.
- Es fällt dir mitunter schwer, selbst kleine Dinge zu erledigen.
- Du nutzt Alkohol, Drogen, TV, Social Media, deine Arbeit, Sex, Shopping und so weiter, um dich abzulenken beziehungsweise zu betäuben.
- Du erlebst ein Gefühl von Taubheit, Leere oder Unverbundenheit.

Physische Gesundheit:

- Du spürst Spannung in deinem Körper, eine unangenehme Dringlichkeit.

- Du hast chronische Schmerzen, eine chronische Krankheit oder Autoimmunstörungen.
- Du bist häufig krank, als wäre dein Immunsystem geschwächt.
- Du hast Schlafprobleme, kannst nicht einschlafen oder wachst oft auf.
- Du bist ständig müde, obwohl du eigentlich genug schläfst.
- Du hast Verdauungsbeschwerden, leidest zum Beispiel unter Reizdarm.
- Du hast körperliche Schmerzen, für die keine Ursache gefunden werden kann.
- Dir ist häufig schwindelig.
- Du leidest unter Migräne.
- Du hast Herz-Rhythmus-Störungen oder das Gefühl, dein Herz würde stolpern.

Familie und Paarbeziehung:

- Es fällt dir schwer, mit deinem Kind oder in anderen nahen Beziehungen präsent zu sein.
- Du kannst die Gefühle deines Kindes nicht oder nur schwer angemessen begleiten, bist damit überfordert.
- Das Verhalten deines Kindes oder einer anderen nahen Person triggert dich häufig, deine Reaktion darauf ist unkontrolliert, automatisch und nicht beziehungsförderlich.
- Du reagierst über und brüllst deine Gefühle heraus.
- Du reagierst unter und schluckst deine Gefühle hinunter.
- Es fällt dir schwer, im Moment zu bleiben.
- In nahen Beziehungen fühlst du dich unsicher, klein.
- Du zweifelst oft daran, was die Wahrheit ist.
- Du fühlst dich abhängig.
- Es fällt dir sehr schwer, deine Grenzen zu kommunizieren und nach ihnen zu handeln.

- Du bist ständig in Angst, dass eine Beziehung enden könnte.
- Du bist gefangen in den immer gleichen, ungesunden Mustern.

Gemeinschaft:

- Du meinst »Nein« und sagst aber immer wieder »Ja«.
- Du hast Angst vor sozialen Kontakten.
- Du sorgst dich ständig um die Meinung anderer.
- Dich begleitet das Gefühl, anders zu sein und nicht dazuzugehören.
- Du sorgst dich ständig, dass andere auf dich böse sein könnten.
- Es fällt dir schwer, andere an dich heranzulassen oder um Hilfe zu bitten.

Arbeit und Finanzen:

- Du kannst nicht deiner Vision folgen, hast das Gefühl festzustecken.
- Du hast Angst vor Veränderungen.
- Du hast Angst vor Kontrollverlust.
- In deinen Gedanken wiederholst du herausfordernde Gespräche immer wieder.
- Du neigst dazu, andere zu »mikro-managen«.
- Den Gedanken »Wenn ich einmal langsam mache, wird alles zerfallen« kennst du gut.
- Du fühlst dich niemals sicher, egal wie viel Geld/Beziehungen/Besitz du hast.

Das sind ein paar Beispiele einer endlosen Liste an Symptomen, die auf eine Dysregulation im Nervensystem zurückzuführen sein können. Hättest du gedacht, dass all das mit dem Zustand deines Nervensystems zusammenhängt?

SCHNELLE PFLASTER ODER VERKÖRPERTE VERÄNDERUNG?

Die Werkzeuge und Übungen, die wir entdecken werden, sind wissenschaftlich fundiert und keine »Quick Fixes«. Wir behandeln keine oberflächlichen Symptome, sondern arbeiten direkt an der Wurzel dessen, was dich davon abhält, das zu leben, was du eigentlich leben möchtest. Das dauert eine Weile, weil echte, verkörperte Veränderung nun mal eine gewisse Zeit braucht.

»Heilung« durch einen somatischen beziehungsweise körperbasierten Ansatz bedeutet, das Nervensystem zu regulieren, dich aus chronischen Überlebenszuständen herauszuholen und in die Sicherheit der Gegenwart zu bringen.

Ein bekannter Satz in der Körperarbeit lautet: »Gehe nur so schnell, wie dein langsamster Teil es zulässt.« Das mag für andere Teile in uns wahnsinnig frustrierend klingen. Aber wenn wir nicht anfangen, unsere Erwartungen und Taten dem anzupassen, was unser Körper wirklich braucht, bleiben wir an der Oberfläche.
Viele Menschen sind in einem ermüdenden Kreislauf gefangen, wenn sie Dinge verändern wollen. Dann wird ein Symptom nach dem anderen behandelt, kurzfristige Erleichterung stellt sich ein. Aber bereits nach kurzer Zeit kommen die Symptome zurück. Diese »Quick-Fix-Lösungen« bringen keine echten Veränderungen, sondern erzeugen oft lediglich Symptomverschiebungen. Dabei ist es ganz egal was dir irgendjemand in der Welt da draußen verspricht und wie »sexy« manche Versprechen klingen. All unsere Bemühungen können in Kombination mit unbefriedigenden »Quick Fixes« zur Folge haben, dass wir eine Mauer um uns errichten, die es uns noch zusätzlich erschwert, etwas zu bewegen.[4]

Dabei dient sie einzig unserem Selbstschutz. Dr. Linnea Passaler zufolge kann sich dieser Mauer-Teil auf folgende Weisen zeigen:

- » Er ist überanalytisch, will alles ergründen und hinterfragt jedes kleinste Detail 50 Mal.
- » Er beschützt dich, indem er dir Gründe liefert, warum du etwas nicht tun solltest. Weiter sucht er ständig nach Dingen, die schieflaufen könnten.
- » Er ist extrem kritisch: Wenn etwas nicht »perfekt« ist, dann verdient es deine Aufmerksamkeit nicht. Wenn du beispielsweise nicht stundenlang Yoga machen, meditieren oder nicht jeden Tag ins Fitnesscenter gehen kannst, wird er dir zuflüstern: »Dann bringt es nichts. Lass es ganz.«
- » Er ist sehr ungeduldig und lässt dich nicht zur Ruhe kommen. Wenn es keine schnellen Ergebnisse gibt, möchte er dich davon überzeugen, dass es die Sache nicht wert ist und dass du etwas anderes versuchen solltest.

Der Mauer-Teil spiegelt zugleich das Verhalten großer Teile unserer Gesellschaft wider, wenn es um unsere mentale und physische Gesundheit geht:

- » Wir wollen rasche Ergebnisse und nehmen vielversprechende Abkürzungen, die am Ende aber nichts bringen.
- » Wir sollen noch besser werden, noch weiterkommen, noch mehr schaffen. Der Fokus liegt auf dem »Tun« statt dem »Sein«. Noch mehr Dringlichkeit entsteht und infolge zudem mehr Ausgebranntsein.
- » Wir sollen unsere beste Version werden und immer dem Pfad der Selbstoptimierung folgen.

Angesichts des ungesunden, völlig verzerrten Bildes, das unsere Gesellschaft rund um die Themen bewusste Lebensführung, Gesundheit, Persönlichkeitsentwicklung, Spiritualität und Heilung hat, sind wir gut beraten, ihren Applaus nicht als Gradmesser für eine gelingende Reise zu uns selbst zu sehen. Die neueste Kur, die nächste *fancy* Diät, die verrückteste Meditationstechnik: Wie ein ausgehungerter Hund dem kleinsten Knochen hinterherjagt, klammert sie sich an den nächsten Strohhalm, der vermeintlich »Heilung« verspricht. Dabei brauchen Heilung und verkörperte Veränderung neben Zeit und Geduld auch die radikale Annahme unserer unvollkommenen Menschlichkeit. Je verbundener wir mit uns selbst sind und je mehr wir wieder in unseren Körper finden, desto stärker wird unser Sinn dafür, was uns – ganz individuell – *wirklich* dienlich ist. Wende dich also dir selbst zu. Deine Symptome, dein Erleben ist valide. Du selbst weißt am besten, wenn sich etwas komisch anfühlt oder nicht stimmt, auch wenn du nicht genau sagen kannst, was es ist. Es ist dein Körper. Es ist dein Erleben. Deshalb ist es nur sinnvoll, dass du selbst es bist, die deine ganz persönliche Reise anführt.

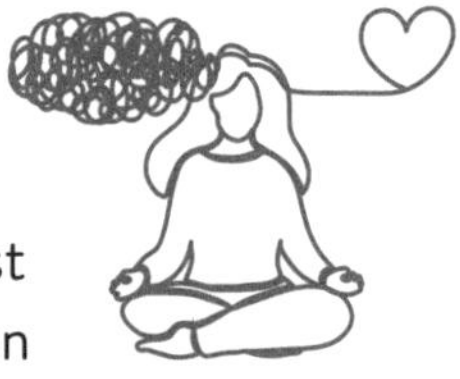

REFLEXION

Wie war dein Weg bis hierher? Was hast du bereits unternommen, gelernt, gelesen und ausprobiert, um mit dem »Unrunden« in dir besser umzugehen – und mit welchen Folgen? Gibt es Symptome, die dich begleiten? Wie haben sie sich im Laufe der Zeit verändert? Reflektiere deine individuelle Reise bis zu diesem Punkt und beschreibe in einem Notizheft auch, welche Gedanken und Gefühle sich zeigen, wenn du darüber nachdenkst.

Wenn du bemerkst, dass dein Mauer-Teil bei der Reflexion laut wird, möchte ich dich einladen, ihn nicht zu unterdrücken oder wegzuschieben. Das gilt auch, wenn du künftig mit deinem Nervensystem arbeitest. Versuche nicht, mit ihm zu argumentieren. Spüre stattdessen deinen Körper und fühle, mit welchen Empfindungen deine »Mauer« sich zeigt. Wenn du diese Empfindungen sehen könntest, wie würden sie aussehen, welche Farbe und welche Form hätten sie? Es kann sich gut anfühlen, deine Hände auf die Körperstellen zu legen, die du am stärksten spürst. Anstatt den Mauer-Teil wegzuschieben, wende dich ihm zu und lass ihn wissen, dass du gut auf dich selbst aufpasst – etwa mit den Worten: »Danke, dass du mich beschützt.«

Alles, was du hier erfährst, dient dazu, dein Gehirn und deinen Körper tatsächlich neu zu »verdrahten«. Wege, die zuvor nur Trampelpfade waren, da dein System sie so gut wie nie genutzt hat, werden so nach und nach zu mehrspurigen Autobahnen – du erbaust neue Datenhighways. Nervensystemregulation bedeutet 0,1 Prozent Veränderung und die Gewissheit, dass diese kleine Prozentzahl sich im Laufe der Zeit zu 100 Prozent summiert. Dieses Buch kann ein Teil deines Weges sein. Ich hoffe, er bringt dir so viele Einsichten und gutes, neues »Spüren«, dass du mit viel mehr Verbindung zu dir selbst weitergehst. Mein Ziel ist es, dass du für dich – mit all deinen Gefühlen, deinen Gedanken, deinen Körperempfindungen und deinen Verhaltensweisen – eindeutig Sinn ergibst, und zwar jeder Teil von dir in jedem Moment. Wir können gestalten. Du kannst dir im Hier und Heute alles geben, was du brauchst und früher gebraucht hättest. Es geht darum zu lernen, mit dem Leben, wie es ist, zu tanzen – zu deinem eigenen Beat, in deinem eigenen Rhythmus.

DIE GEHEIME SPRACHE UNSERES KÖRPERS

Das autonome Nervensystem versteht keine Worte. Wollen wir es ansprechen, müssen wir deshalb eine neue Sprache erlernen. Diese »somatische Sprache« ist dabei viel simpler als jene, die wir hier gerade nutzen. Unser Kopf – oder genauer: der Teil des Gehirns, wo die höheren geistigen Funktionen angesiedelt sind wie logisches und abstraktes Denken, Planung und so weiter – macht die Dinge manchmal kompliziert. Der Körper mag es einfach und direkt. Versteht dein System dich, kannst du ihm *zeigen*, dass es in Ordnung ist, in Regulation zu kommen: in einen Zustand, in dem Verbindung, Ruhe und Intimität genauso möglich sind wie Abenteuer, Spiel, Kreativität und Sicherheit in deiner Autonomie. In Regulation können wir unsere Ziele verfolgen und unser Leben aktiv gestalten. Wir können sowohl Lebendigkeit spüren und schöne Gefühle erleben, in sie hineintauchen und uns ihnen hingeben als auch die Kapazitäten dafür aufbauen, das Negative zu halten und besser damit umzugehen. Wir werden widerstandsfähiger und präsenter. Diese »grüne Zone«, in der das Leben einfach gut ist und du aufatmen kannst, wird größer. Verlässt du sie einmal – was komplett normal ist –, findest du schneller dorthin zurück. Sie wird dein Zuhause. Das ist das Ziel: immer öfter, immer länger gut reguliert zu sein. Das ist möglich – für jeden von uns.

Mit der Regulation und Dysregulation ist es so: Wenn du einmal Bescheid weißt, gibt es kein Zurück mehr. Im positiven Sinne. Du siehst deine Gefühle, dich selbst und andere Menschen und die Dinge, die du tust und sein lässt, in einem neuen Licht. Ich wünsche dir viele Aha-Momente, damit es leichter und besser wird: sowohl der Umgang mit dir selbst und den manchmal so intensiven Gefühlen als auch der Umgang mit deinen Mitmenschen. Seien es nun deine Kinder, dein Partner, deine Ursprungsfamilie, Freunde, Kolleginnen oder auch die ungehaltene Dame in der Straßenbahn.

Und damit du in dir die Selbst-Sicherheit kultivierst, die wir brauchen, um auf all unseren Wegen aufrecht, integer und authentisch wir selbst zu sein. Hat man einmal erkannt, dass der Zustand unseres Nervensystems jegliches Verhalten begründet, und begriffen, welche Auswirkungen die verschiedenen Zustände haben, wird so vieles verständlicher. In Kombination mit dem Wissen um Stress, Traumata und Bindung entsteht plötzlich ein gerader Pfad inmitten eines zuvor undurchdringbar scheinenden Labyrinths. Dieses Buch ist mein Versuch, ebendiesen Pfad auch in deinem Lebenslabyrinth entstehen zu lassen.

Deshalb begeben wir uns hier auf eine Reise mit leicht umsetzbaren somatischen Übungen und wichtigen Impulsen zur Regulation deines Nervensystems. Sie begleiten dich dabei, mehr Sicherheit in dir selbst zu finden und ein gesundes Emotionsmanagement zu entwickeln. Dabei lernst du auch dein eigenes Nervensystem besser kennen und findest heraus, was es braucht, damit es dir gut geht. Denn jedes Nervensystem ist einzigartig.

Das Gefühl, Einfluss auf intensive Gefühlszustände nehmen zu können, ist unbezahlbar.

Die Gewissheit, dass alles, was du fühlst, alles, was du körperlich spürst, all deine Gedanken und auch all deine Verhaltensweisen in jedem Moment nachvollziehbar sind, ist lebensverändernd.

Dich selbst in die innere Sicherheit führen zu können – das macht stark. Unsere Nervensysteme verfügen allesamt über die wunderbare Fähigkeit, Regulation, Weite, gesunde Grenzen, Wohlbefinden und Authentizität einladen zu können.

ANITAS GESCHICHTE: GELEBTE NEUROPLASTIZITÄT UND DIE GRENZEN DER GESPRÄCHSTHERAPIE

»Wie geht es Ihnen damit, dass Sie nicht mehr Auto fahren können? Dass Sie Tinnitus haben, permanentes Augenflimmern und Panikattacken? Wie gehen Sie mit dieser Situation um?« Die Therapeutin sieht Anita bei ihrem jährlichen Check-up fragend an.

Anita ist in Therapie. Seit ein paar Jahren kann sie nicht mehr Auto fahren, weil sie dabei Panikattacken bekommt. Das ging scheinbar aus dem Nichts mit einem kompletten »System-Shutdown« los: Sie spürte plötzlich eines Tages, während sie am Steuer saß, starken Schwindel, ihre Beine wurden taub, ihre Hände waren kalt und zitterten, sie erlitt einen Gehörsturz und konnte kaum noch sehen. Irgendwie schaffte sie es, nach Hause zu fahren, wo sie zusammenbrach. Alles machte zu. Am nächsten Tag begann der Ärztemarathon. Eine Erklärung dafür, was passiert war, bekam sie nie. Ihr Gehör kehrte nach dem »Totalausfall« zwar zurück, aber ein starker Tinnitus blieb. In einer unserer Sitzungen schilderte sie mir, dass sie infolgedessen kaum noch Menschen traf, weil es ihr unangenehm war, bei Gesprächen so wenig verstehen zu können. Panikattacken gehörten zu ihrem Alltag. Sie war nur noch am Abarbeiten von Listen. Keine Freude, keine Lebendigkeit: Ja nicht zu viel fühlen, egal in welche Richtung. Sie verschloss sich immer mehr und errichtete eine hohe Mauer. Denn sie wusste, wenn sie auch nur ein wenig mehr spüren und an sich ranlassen würde, würde alles wieder explodieren. Extrem belastend war auch das starke Augenflimmern, das seit dem Shutdown zu ihrem Alltag zählte.

Das waren Anitas Symptome, als wir einander kennenlernten. Nachdem nichts von alldem, was sie versucht hatte, wirklich Besserung brachte, stieß sie auf meinen Onlinekurs »Lebend/Ich: Reise in dein Nervensystem« und dachte sich, dass er einen Versuch wert sei. Denn mit Nervensystemregulation und somatischer Traumaintegration hatte sie es noch nicht versucht. Es dauerte ein halbes Jahr, bis sie genug Vertrauen ge-

fasst hatte und »Ja« sagte zu den gemeinsamen Wochen, in denen ich die Teilnehmenden mitnehme auf eine Reise, auf der ich Wissen rund um die Themen Nervensystem, Stress, Traumata und starke Gefühle mit ihnen teile und einfache, wirksame Übungen für die Kommunikation mit dem Körper zeige.
Kommen wir zurück zum Termin bei Anitas Therapeutin. Die beiden Frauen sitzen einander gegenüber. Für einen Moment ist es still, Anitas Therapeutin wartet geduldig auf eine Antwort. Dann schmunzelt Anita. Die Therapeutin stutzt, lächelt zurück und setzt nach: »In Ordnung, Sie haben sich offenbar damit abgefunden, dass Sie nicht mehr Auto fahren können und diese körperlichen Zustände haben. Es ist gut, wenn Sie das immer besser annehmen können.« Anita schüttelt den Kopf und antwortet: »Nein. Ich kann wieder Auto fahren. Das Augenflimmern wird besser. Der Tinnitus wird besser. Ich habe keine Panikattacken mehr. Meine letzte Panikattacke war vor mehr als einem halben Jahr.« Stille. Verwunderung im Gesicht der Therapeutin. Ein Hauch von Skepsis ist zu entdecken, als sie Anita schließlich fragt: »Wie meinen Sie das? Was haben Sie gemacht?« Anita antwortet: »Sie haben während Ihres Studiums sicher von Neuroplastizität gehört, oder?« Ihre Therapeutin nickt: »Natürlich. In der Theorie.« Und dann erzählt Anita ihr, was sie entdeckt hatte.

Was war geschehen? Anita hatte die besagte »neue Sprache« gelernt: eine somatische und damit eine, die es ihr ermöglichte, mit ihrem autonomen Nervensystem Kontakt aufzunehmen und ihm zu zeigen, dass es sicher für sie war, in Regulation zu kommen. All die Symptome, die Ergebnis chronischer Dysregulation waren, wurden so nach und nach besser oder verschwanden ganz.
Kürzlich hatten wir wieder Kontakt. Sie ließ mich wissen, dass sie die Übungen, die sie kennengelernt hatte, nach wie vor begleiteten. »Ich habe dich ständig im Ohr«, sagte sie mir und bezog sich

dabei auf die Videos, in denen ich durch die Regulationsübungen führe. Nach einem halben Jahr war es Anita möglich gewesen, bis zu 60 Kilometer weit mit dem Auto zu fahren. »Ich habe mich in unser Auto gesetzt, das in der Einfahrt stand, und die ersten Wochen nur vor- und zurückgesetzt. Nach ein paar Wochen habe ich mich dann getraut, einmal um unseren kleinen Häuserblock zu fahren. Mir ging es überhaupt nicht gut dabei, aber ich wollte es schaffen. Du hast mir damals gesagt, dass jedes Nervensystem veränderlich ist, und ich habe dir geglaubt. Ich habe so sehr daran geglaubt, dass es besser werden kann.«

Etwas, das ihre Therapeutin und viele andere, bei denen Anita Rat gesucht hatte, für unmöglich gehalten hatten, war eingetreten. Für die Schulmedizinerin war es eine klare Sache gewesen, dass Anita niemals wieder würde Auto fahren können. Man hatte ihr auch deutlich zu verstehen gegeben, dass der Tinnitus leider etwas war, mit dem sie nun leben lernen müsste. Eine Therapie mit Cortison-Spritzen wäre die einzige Möglichkeit gewesen, die eventuell Linderung versprach. Das starke Augenflimmern, durch das Anita eine Zeit lang nicht mehr lesen konnte – eine immense psychische Belastung – war auch wesentlich besser geworden. Alles wurde besser. Nun, nach etwa eineinhalb Jahren, hatte Anita es geschafft, 200 Kilometer mit dem Auto zurückzulegen. Zwei Stunden und 20 Minuten. Dies schrieb sie mir in einer Nachricht, die ein Foto enthielt und die Worte: »Wie schön ist bitte Freiheit! Ich bin so was von stolz auf mich!«

Anitas Weg berührt mich tief. Er verdeutlicht einmal mehr, wie essenziell diese Tools sind und wie viel wir bewegen können – für uns selbst und zugleich auch für alle Menschen, mit denen wir in Verbindung sind. Weil unsere Regulation Wellen schlägt, die sich weiter ausdehnen, als wir es uns vorstellen können. Das meine ich, wenn ich sage: Du bist nicht kaputt, du wirst nicht verrückt.

Alles, was du erlebst und spürst, ergibt einen Sinn. Und es kann dir besser gehen.

Anitas Leben war geprägt gewesen von vielen traumatischen Erfahrungen, nur hatte offenbar niemand die Zusammenhänge und Folgen für die Gegenwart erkannt. Wenn wir unseren Blick weiten und das Werden eines Menschen betrachten, ergibt sich ein vollständiges, schlüssiges und sinnhaftes Bild. Und wir wissen, wo wir ansetzen müssen. Dieser Weg zu Heilung und Integration darf noch viel bekannter werden. Somatische Körper- und Traumaarbeit muss dringend flächendeckend Einzug halten in therapeutischen Ausbildungen. Sie darf nicht ein mögliches Extra zur Gesprächstherapie sein, sondern muss Teil eines ganzheitlichen Standards werden. Etwas, das immer empfohlen wird. Nicht nur, aber vor allem in der Traumaaufarbeitung. Denn wenn unser System nicht ausreichend Kapazitäten aufgebaut hat, um mit dem, was es geprägt hat, anders umzugehen, laufen wir in der klassischen Therapie immer wieder Gefahr, Klientinnen und Klienten zu re-traumatisieren oder ihren Kampf-oder-Flucht-Modus zu verstärken. Es ist keine Seltenheit, dass das passiert.

Der Mensch ist ein System. Alles hängt zusammen. Eigentlich wissen wir das schon, möchte man meinen. Aber die Realität – auch und vor allem in der Medizin – zeigt sich dann doch immer wieder in anderer Gestalt. Dieses Verständnis darüber, dass alles zusammenhängt und weder der Kopf noch der Körper noch andere Teile an und in uns völlig losgelöst voneinander funktionieren, muss sich durch jede den Menschen in irgendeiner Form betreffende Wissenschaft und Praxis wie ein grüner Faden ziehen. Sie muss unsere Idee zur Erhaltung und Wiederherstellung unseres Wohlbefindens maßgeblich beeinflussen. Oder lass uns ganz verrückt sein und für einen Moment noch einen Schritt weitergehen: Stell dir mal vor, wir würden dieses Wissen in die Schulen bringen.

Was wäre, wenn bereits Kinder lernen würden, wie sie sich gut um sich selbst kümmern können und was ihre jungen Systeme wirklich brauchen, um zu gedeihen? Und wenn Eltern wüssten, was für eine gute Regulation notwendig ist? Was würde das wohl alles verändern?

Wie gut, dass es Wege gibt, dieses Wissen auch Menschen zugänglich zu machen, die sich nicht aufgrund ihres Berufs mit solchen Themen beschäftigen. Sondern die dieses Buch hier zum Beispiel nur für sich lesen, damit es ihnen besser gehen kann. Denn es kann durchaus passieren, dass ein Laie dann den Profi darauf aufmerksam macht, dass es da etwas Geniales gibt, von dem der Profi zuvor noch keine Ahnung hatte. So wie es bei Anita der Fall war. Mit ein paar Minuten aktiver Regulation mehrmals täglich, ihrem starken Willen und Glauben daran, dass Veränderung möglich ist, und ihrem konsequenten Dranbleiben, hatte sie all das bewegt. Sie selbst. Für sich.

Es ist ein Weg zur Heilung, der uns lehrt, dass vermeintlich »minimini-kleine« Schritte genau das sind, was nachhaltige, tiefgreifende Veränderung bringt. Weil es genau diese so minimal anmutenden Veränderungen sind, nach denen unser Nervensystem sich sehnt, um endlich Sicherheit zu erleben. Um sich entspannen zu können und so zu lernen, dass es sicher ist, die Waffen niederzulegen. Gelebte Neuroplastizität bedeutet jeden Tag nur 0,1 Prozent mehr von dem, was in uns ist, bewusst zu spüren, dem Nervensystem neue, sichere Erfahrungen zu bescheren und dadurch nach und nach eine bessere Regulation zu erleben. Denn diese 0,1 Prozent kumulieren sich über die Zeit zu einem Leben, in dem du oft und lange »bei dir« sein kannst und schneller wieder zu dir zurückfindest.

Wir selbst sind imstande, uns alles zu geben, was wir jemals gebraucht haben. Im Dort und Damals und im Hier und Heute. Was du in deinen Händen hältst, die Inhalte dieses Buches, sind für mich das ultimative Werkzeug zur Selbstermächtigung. Das klingt groß – und das ist es auch. Der Zustand deines Nervensystems hat Auswirkungen auf *alles* in deinem Leben. Wenn du lernst, ihn zu beeinflussen, befähigt dich das als logische Folge, alles, worauf du naturgegeben Einfluss nehmen kannst, auch tatsächlich zu gestalten.

WAS DICH IN DIESEM BUCH ERWARTET

Unser Nervensystem liebt es, wenn es einschätzen kann, was wahrscheinlich passieren wird. Im Sinne einer »guten Regulation« möchte ich daher hier für dich umreißen, was du konkret in diesem Buch lesen und lernen wirst.

Zunächst einmal machen wir weiter mit einer hoffentlich erkenntnisreichen Einführung in die wesentlichen Themenfelder. Sie bildet die Basis für deine persönliche Forschungsreise. Du liest über dein Nervensystem und dessen Regulation, deine Emotionen und darüber, wie unser Körper und Gehirn funktionieren und zusammenspielen. Wir erforschen, was bei Stress im Körper passiert und wie sich das auf dich, deine geistige und körperliche Gesundheit auswirkt. Zudem sehen wir uns an, was ein Trauma eigentlich wirklich ist und wie alte Wunden auch heute dein tägliches Leben beeinflussen.

Der nächste Abschnitt beinhaltet die von mir angekündigte »Anleitung«, mit deren Hilfe du beginnen kannst, mehr Regulation in dein Leben einzuladen. Damit du dich jeden Tag besser fühlst, egal auf welche Weise du ganz persönlich die Dysregulation in deinem Nervensystem wahrnimmst und mit welchen Symptomen sie sich bei dir bemerkbar macht. Wir werfen einen ausführlichen Blick auf die Zustände der Dysregulation und sehen uns an, wie sie dich gefangen halten beziehungsweise warum du in manchen

Bereichen deines Lebens das Gefühl hast festzustecken. Du kreierst eine detaillierte Landkarte deines autonomen Nervensystems, die dich auf deiner Reise begleiten wird und es dir ermöglicht, in jedem Moment zu wissen, was gerade in deinem Inneren passiert und in welchem der Zustände deines Nervensystems du bist. Du lernst sinnvolle, wirksame und einfach umsetzbare Methoden kennen, mit denen du tatsächlich verändern kannst, wie du die Welt, alles um dich herum und in dir erfährst. Erprobte und fundierte somatische Werkzeuge für verschiedene Arten der Dysregulation erwarten dich, mit denen du dein Nervensystem regulieren und die Theorie ganz einfach in deinem Alltag umsetzen kannst.
Es geht ums Tun, ums Spüren. Nicht zu viel, sondern meist nur ganz wenig. Weil das erfahrungsgemäß genau die richtige Dosis ist. Die unterschiedlichen »Regulationsressourcen« genannten Übungen nehmen nur wenige Minuten in Anspruch. Es stimmt nicht, dass wir für unsere »Heilung« Stunden unseres Alltags freischaufeln müssen, weil wir sonst nichts bewegen können. Du erfährst zudem, wie du stecken gebliebene Emotionen und die damit verbundene Aufladung integrieren und deine »Traumatasse« Tropfen für Tropfen selbst und eigenmächtig lehren kannst. Damit du bei allen Herausforderungen des Alltags besser reguliert bleibst.
Etwas Raum ist den Geschichten von drei meiner Klientinnen gewidmet.[5] Es ist mir ein Herzensanliegen, dir anhand von echten Beispielen zu zeigen, was möglich ist. Wenn du unsicher bist, ob dieser Weg der Heilung und Integration für dich der richtige ist und ob er wirklich »funktioniert«, dann möchte ich dich einladen, bei ihren Geschichten zu beginnen. Du findest sie auf den Seiten 30, 131 und 156. So viel möchte ich vorwegnehmen: Die erlebte Veränderung, die meine Klientinnen schildern, ist beinahe unglaublich. Wenn ich nicht um die Kraft der so simplen Übun-

gen wüsste, die du hier kennenlernst, würde ich es ehrlich gesagt nicht für möglich halten. Die Geschichten inspirieren und berühren mich jedes Mal aufs Neue so sehr. Sie lassen uns erahnen, wie viel wir in der Tat für uns selbst und alle Menschen in unserem Leben bewegen können. Sie zeigen deutlich:

Wenn du dich bewegst, bewegt sich alles.

Ich lade dich ein, die folgenden Punkte zu beachten, damit du das meiste aus deiner investierten Zeit herausholen kannst und die besten Ergebnisse erzielst:

1. Lege dir ein Notizbuch zu, in dem du Platz für die im Buch vorgeschlagenen Reflexionen und deine Körperbeobachtungen hast. Auf dieser Reise darfst du zur Erforscherin und zum Erforscher deiner inneren Zustände werden. Du bist immer wieder eingeladen, mit dir selbst Kontakt aufzunehmen, hineinzuspüren und zu erkunden, was du wahrnimmst. Welche Gedanken bemerkst du? Wie fühlst du dich? Einen geschützten Raum für deine Antworten zu haben, in dem du auch später noch nachlesen kannst, wie deine ersten Schritte sich gestaltet haben, hat sich als überaus sinnvoll und hilfreich erwiesen.
2. Es wäre gut, wenn dich die »Easy Start«-Übungen ab Seite 42 bereits während deiner Lektüre begleiten. Außerdem kannst du ein paar Regulationsressourcen, die im Buch verteilt sind, schon jetzt ausprobieren, zum Beispiel das »Voo« (Seite 129) oder das Wiegen (Seite 206). Mir ist es wichtig, dass du nicht erst mit dem Erforschen deines Systems beginnst, wenn du das ganze Buch gelesen hast. Du kannst bereits jetzt Regulation in dein Leben einladen, und dazu möchte ich dich auch ausdrücklich ermuntern.

3. Damit dieses Buch zu einem wichtigen Schlüssel werden kann, der so viel gute Veränderung in deinem Stress- und Emotionsmanagement bewirkt, wie nur irgend möglich, gilt es, die Regulationsressourcen auch anzuwenden. Anders gesagt: Es geht um die Praxis. Ich hoffe sehr, dass du gewillt bist, selbst aktiv zu werden. Ansonsten wird ein großer Teil des Potenzials der hier vorgestellten Erkenntnisse im Nichts verhallen. Wir brauchen die gelebte Erfahrung, das Somatische, die Verkörperung. Nur wenn die Inhalte in deinem System »landen« dürfen, nutzt du all das, was dieses Buch dir geben kann. Probiere die Übungen aus und bleibe dran. Nimm dich selbst wichtig genug – im besten Sinne.

Nutze die Möglichkeit, in Kontakt mit deinem Körper zu kommen. Und zwar nicht auf eine überwältigende Weise, bei der große Gefühle dich wieder einmal überrollen, sondern in kleinen Dosen, Tropfen für Tropfen. Damit dein System halten kann, was sich zeigt. Damit du Sicherheit im Spüren findest und so nach und nach alles ein wenig leichter wird. Erforsche, sei neugierig. Das ist meine Einladung an dich. Schaue und spüre, was passiert.

Gib den Übungen eine Chance, auch wenn manche im ersten Moment vielleicht seltsam anmuten oder zu klein scheinen, um etwas zu bewirken. Unser Nervensystem muss wissen, dass wir mit ihm sprechen, und das tun wir nicht mit Worten, sondern indem wir ihm *zeigen*, dass wir sicher sind.

Lesen und verstehen sind eng mit dem Denken verknüpft, das evolutionär betrachtet in jüngeren Gehirnarealen angesiedelt ist. Wir wollen in den Körper und die unteren, älteren Gehirnregionen. Dort finden wir alles, was wir brauchen, um endlich Sicherheit in unser Leben einzuladen und uns selbst »nach Hause« führen zu können.

ERGÄNZENDE ONLINE-INHALTE FÜR DICH

Um eine kleine, aber hoffentlich stabile Brücke im Sinne unserer Co-Regulation zu bauen, freue ich mich sehr, dir ein paar Regulationsressourcen zusätzlich als kurze Videos online zur Verfügung zu stellen. Auch die »autonome Leiter«, die du in einem späteren Kapitel kennenlernen wirst, findest du zum Ausdrucken. Scannst du diesen QR-Code, kannst du alle Online-Inhalte abrufen:

HOMEMADE-MEDICINE: DIE BEDEUTUNG DER REGULATION

Wenn wir uns in die Lehre ums Nervensystem und seine Regulation vertiefen und das Erlernte im Alltag anwenden, gibt uns das die Möglichkeit, zu unserer eigenen »Medizin« zu werden. Das sage ich nicht nur leichtfertig dahin, sondern meine es in der Tat wortwörtlich: Im grünen Bereich laufen zum Beispiel unsere Verdauung und unser Immunsystem mit 100 Prozent der Kraft, die sie brauchen. Verlassen wir diesen Bereich, werden unsere Reserven anders verteilt, weil das autonome Nervensystem glaubt, dass wir in Gefahr sind. Da das höchste Ziel unseres Organismus das Überleben ist, steht alles andere zurück.

In einer solchen dauerhaften Dysbalance leben traumatisierte Menschen beziehungsweise jene mit chronischem Stress mitunter über viele Jahre. Der Körper schüttet immer weiter Stresshormone aus. Das Ergebnis ist ein dauerhafter Alarmzustand, der nicht nur unsere Lebensqualität massiv einschränkt, sondern auch unsere Gesundheit gefährdet. Wir können mit Nervensystemregulation sowohl unsere psychische als auch unsere physische Gesundheit aktiv beeinflussen. Auch wenn du chronische Schmerzen oder chronische Krankheiten haben solltest:

Jede Sekunde, die du in einem gut regulierten Zustand verbringst, ist Medizin für dein System. Du kannst lernen, dich selbst in einen solchen Zustand zu bringen.

In den Augen deines Nervensystems ergibt alles, was du durchlebst, absolut einen Sinn: all die unangenehmen Empfindungen und sowohl das »Zuviel« in dir als auch die womöglich empfundene Leere. Womit wir uns hier beschäftigen, ist kein »Glücksspiel«. Die Wissenschaft zeigt uns, dass jedes Nervensystem um- und neu lernen kann. Die Aussage »Für dich mag das ja funktionieren, aber bei mir klappt das nicht« ist hier nicht zulässig. Jedes Nervensystem ist formbar und veränderlich.

Um dabei die besten Ergebnisse zu erzielen, beachte bitte diese Punkte:

» **Gehe kleine Schritte und gehe sie oft.** Kurze, einfache Übungen konsequent angewendet sind der Weg zum Erfolg. Eine kleine Sache, der du dich regelmäßig widmest, wird dich mit der Zeit Veränderung wahrnehmen lassen.

» **Mach langsam.** Dies gilt auch für die Regulationsressourcen. Suche dir ein paar aus und bleibe ein paar Tage lang dabei. Widme dich einer Sache nach der anderen. Dein Nervensystem wird es dir danken, es mag Multitasking nämlich gar nicht.

» **Versuche, Hürden als Herausforderungen zu sehen** und nicht als Gefahr. Dich deinem Nervensystem zuzuwenden, ist keine kleine Sache, auch wenn manche Übungen so »mini-klein« wirken. Auf deinem Weg wirst du möglicherweise auf Widerstände treffen, die sehr wahrscheinlich von dir selbst ausgehen werden. Das liegt einfach an der Art, wie unser System funktioniert: Es ist ein Gewohnheitstier. Alles Neue kann erst einmal für eine Art Abwehr sorgen. Sollte dieser Fall eintreten, kannst du nun mit diesem Wissen eine Haltung von »Ah, genau, das habe ich erwartet« einnehmen.

Du selbst erschaffst den nahrhaften Boden, auf dem alles Weitere erblühen kann: nach und nach, Schritt für Schritt, Übung für Übung. Im Alltag. Und zwischendurch. Die Praxis macht den Unterschied. Mit ihr entwickelst du die notwendigen Fertigkeiten, um den Autopiloten auszuschalten, dich selbst ans Steuer zu setzen und dein Wohlbefinden endlich in die eigene Hand zu nehmen. Nimm die hier vorgestellten Übungen mit in deinen Alltag, denn nur so kann dieses Buch echte Veränderung anstoßen. Alles, was du brauchst, ist bereits in dir. Du selbst bist deine beste Heilerin oder dein bester Heiler.

EASY START: BESSER (EIN)FÜHLEN IM ALLTAG

Wir können die Verbindung zu unserem Körper schrittweise wieder aufbauen, indem wir ihn bewusster wahrnehmen und ihm signalisieren: »Ich sehe dich. Ich erkenne, dass du der Schlüssel zu vielem bist, was ich in meinem Leben durchlebt habe – und auch zur wohltuenden Veränderung, die ich mir wünsche. Ich höre jetzt zu, ich bin bei dir.«
Es gibt verschiedene Möglichkeiten, dir deinen Körper tagsüber immer wieder ins Bewusstsein zu rufen und die Verbindung zu ihm zu stärken. Damit du gleich mit etwas »arbeiten« kannst, schon bevor du ein vollständiges Bild von unseren Inhalten und den Besonderheiten des Nervensystems hast, findest du hier ein paar Übungen zum Ausprobieren. Du kannst sie zwischendurch einbauen – einfach so, weil sie guttun. Wenn du später weißt, wie man einen kompletten »Self-Check-in« ausführt, kannst du die meisten der hier genannten Übungen auch als Teil eines solchen Check-ins nutzen.

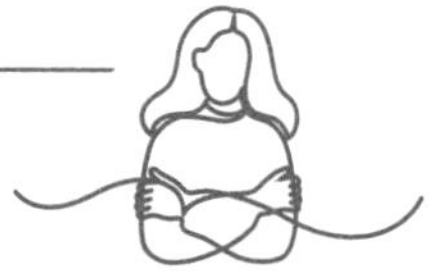

STOPPEN UND WAHRNEHMEN

Für ein regelmäßiges »Stoppen und Wahrnehmen« im Alltag kannst du Post-its verteilen – idealerweise an Orten, wo du öfter vorbeikommst –, die dich daran erinnern, mal kurz zu unterbrechen, was du gerade machst, und dich mit dir selbst zu verbinden: Wie geht es mir eigentlich gerade? Wie fühlt sich mein Körper an? Bin ich müde? Spüre ich irgendwo Anspannung? Was macht meine Atmung? Einmal tief durchatmen, aufrichten. Beobachten, wahrnehmen und das war's auch schon. Eine Alternative zu den kleinen Zettelchen stellt der Handywecker dar: Vier Erinnerungen täglich, einmal korrekt eingestellt, und schon hast du deine regelmäßigen »Weckrufe«, die dich im wahrsten Sinne des Wortes aufwecken und so auch aus deinen automatischen Abläufen holen. Derlei Routineunterbrechungen kosten kaum Zeit. Dennoch stellen sie einen ersten Schritt dar hin zu etwas Neuem.

Kommen wir zu einer Übung, die wohltuend ist und deren Effekt man unmittelbar spüren kann. Ein weiterer Vorteil ist, dass man sie an seine individuellen Bedürfnisse anpassen kann:

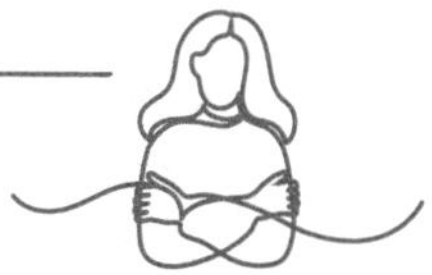

ABKLOPFEN

Für das Abklopfen kannst du deine Hände entweder zu Fäusten ballen, kleine »Schüsseln« damit formen oder sie einfach flach lassen. Je nachdem, was sich für dich am besten anfühlt. Dann beginnst du, deinen ganzen Körper abzuklopfen. Ich starte meist bei der Brust – ähnlich einem Gorilla –, gehe weiter über die Rippen und Flanken, Bauch und Rücken, Po, Oberschenkel, Unterschenkel, Füße und wieder nach oben. Oben angekommen nehme ich dann die Arme mit, klopfe meine Schultern, den Nacken und etwas behutsamer auch das Gesicht und den Kopf. Vielleicht möchtest du danach noch einige Stellen reiben, beispielsweise das Gesicht. Probiere es aus und beobachte, wie du dich danach fühlst. Wie bereits erwähnt, kannst du diese Übung deinen Bedürfnissen anpassen. Etwa so: Spürst du, dass du viel Energie in dir hast, klopfe fester. Merkst du, dass es dir guttun würde, »aufgeweckt« zu werden, klopfe sanfter.

Um die Verbindung zu unserem Körper zu stärken, dürfen wir uns ihm mit Achtsamkeit und Geduld zuwenden. Kleine, bewusste Schritte reichen aus, um spürbar mehr Nähe zu uns selbst zu schaffen. Die folgende Übung zielt genau darauf ab.

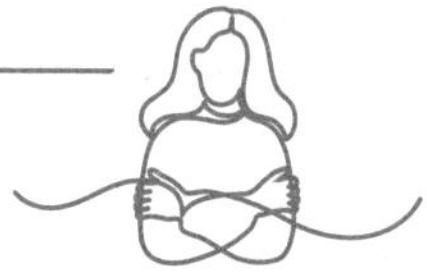

FREIE BEWEGUNG

Drehe Musik auf, die du magst und dir dabei hilft, in eine bessere Stimmung zu kommen. Tanze und bewege dich so, wie dein Körper es gerade möchte. (Natürlich kannst du das auch mit den Kindern, deinem Partner, Freunden oder Haustieren machen. Wichtig ist, dass die Menschen, die dabei sind, freie Bewegung für dich nicht schwieriger machen. Der Punkt, an dem du gerade bist, und das, was du dich gerade traust oder nicht traust, ist genau richtig.) Versuche mal, dabei zu vergessen, ob etwas »schön« aussieht und zum Rhythmus der Musik passt, sondern »lass dich bewegen«. Versuche zu erfühlen, was deine Arme gerade tun wollen. Und was wäre für dein linkes Bein in dem Moment angenehm? Möchtest du dich vielleicht vornüberbeugen? Oder die Arme ganz weit zur Seite strecken, sodass dein Herz Raum bekommt und du tief Luft holen kannst? Vielleicht willst du dich schütteln, wild herumstrampeln oder ganz sanft und langsam hin- und herschwingen. Die Bewegung hat natürlich auch einen Einfluss auf uns: Sie wirkt aktivierend und hilft zugleich dabei, überschüssige Energie abzubauen. Fühlst du dich hingegen etwas »drunter« und hast wenig Energie, kann dir langsame Bewegung auf sanfte Weise etwas davon geben. Dieses Tool ist immer eine gute Idee, weil du es daran anpassen kannst, was dir guttut.

Die folgende Übung kann eine spannende Reise der Verbindung mit dem Körper sein. Widme dich ihr, wenn du bereit bist, dir etwas mehr Zeit für dich zu nehmen.

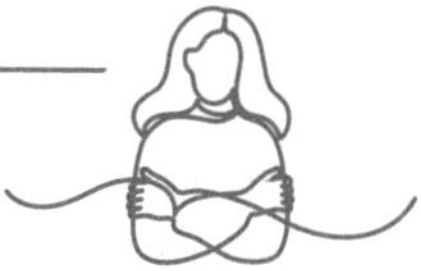

DEN KÖRPER WIE NEULAND ERKUNDEN

Wenn du merkst, dass diese Übung zu aktivierend für dich ist und intensive Emotionen hochkommen, sei bitte ganz sanft mit dir. Du kannst jederzeit eine Pause machen oder abbrechen und ein andermal zu ihr zurückkommen. Wenn du möchtest, kannst du sie gern auch gemeinsam mit einem Menschen ausprobieren, bei dem du dich gut aufgehoben fühlst.

» Setze dich auf einen Sessel, auf deine Bettkante oder an einen anderen Ort, der sich für dich gut anfühlt.
» Wenn du möchtest, kannst du beginnen, indem du dich selbst umarmst. Ist das neu für dich, wirkt das womöglich zunächst einmal seltsam. Ich lade dich ein, es dennoch auszuprobieren. Vielleicht fühlt es sich gut an, dich wissen zu lassen: »Du bist sicher.«
» Gehe nun einen Schritt weiter, wenn du bereit bist: Sieh Teile deines Körpers an, erkunde und berühre sie, als würdest du sie das allererste Mal in deinem Leben sehen und gerade erst kennenlernen. Du kannst zum Beispiel bei deinen Füßen starten und dich über deine Knöchel, Waden, Knie, Hüften, Bauch, Brust, Schultern, Arme, Hände, Hals und Gesicht weiter nach oben arbeiten.
» Experimentiere mit deiner Berührung: Durch Abdrücken oder Abklopfen der verschiedenen Körperpartien kannst du sie aktivieren.

» Beobachte, was passiert, wenn du dem Vorgang Worte gibst und deine Wahrnehmung unterstützt, etwa: »Das ist mein Arm.« Was spürst du?

Berührung ist ein mächtiges Werkzeug für Wiederverbindung, liebevolle Fürsorge und Entspannung. Begib dich in deinem eigenen Tempo auf die Reise. Achte dabei darauf, dich wenn möglich nicht in die Geschichten ziehen zu lassen, die vielleicht in deinen Gedanken entstehen, sondern bleibe bewusst im Körper. Empfinde nur, was jetzt gerade da ist. Die Übung ist auch für Kinder geeignet: die kleinen Außerirdischen, die zum ersten Mal neugierig mysteriöse Gebiete erkunden. Diese bewusste Körpererkundung kannst du so oft machen, wie du möchtest.
Eine Variante davon schlägt Dr. Peter Levine, der Begründer des Somatic Experiencing, in seinem Buch *Waking the Tiger* vor. Er empfiehlt dafür einen Duschkopf, mit dem du verschiedene Körperbereiche insgesamt etwa zehn Minuten täglich massierst und so deine Aufmerksamkeit dorthin lenkst. Er betont dabei, wie wichtig es ist, alle somatischen Übungen regelmäßig zu machen. Unser System kann, wie schon erwähnt, um- und neu lernen. Es braucht nur unsere Unterstützung und etwas Zeit.

Beim Schlafengehen hast du jeden Abend die Möglichkeit, deine Aufmerksamkeit bewusst auf dich und deinen Körper zu lenken. Schon ein paar Minuten reichen aus, um eine neue Verbindung zu dir selbst zu schaffen. Der Body Scan ist eine einfache und wirksame Übung, die du liegend oder sitzend erforschen kannst. Wenn du sie ausprobieren möchtest, lade ich dich ein, sie an deine Bedürfnisse und dein Tempo anzupassen.

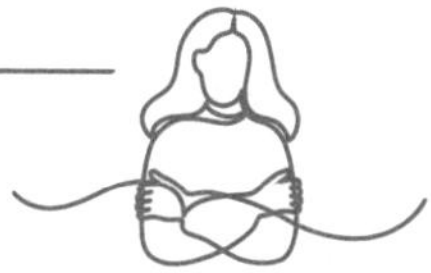

ZUR RUHE KOMMEN MIT DEM BODY SCAN

- » Bring deine Aufmerksamkeit zu deinem Körper.
- » Nimm die Atmung in ihm wahr. Lege, wenn du möchtest, eine Hand auf deinen Bauch.
- » Bring deine Aufmerksamkeit zu deinen Zehen. Spüre, wo sie sich gegenseitig berühren und wo sie auf etwas anderes, wie zum Beispiel den Stoff deiner Decke, treffen. Erforsche, wie sich das anfühlt. Wie nimmst du deine Zehen wahr? Kalt oder warm oder irgendetwas dazwischen? Sind sie eher angespannt oder entspannt? Bewege sie und spüre, ob sich etwas an deiner Wahrnehmung ändert. Solltest du Spannung wahrnehmen, lade ich dich ein, sie einfach da sein zu lassen. Erkenne sie mit einer neutralen, beobachtenden Haltung an, wie beispielsweise: »Ah, ich fühle Spannung in diesem Bereich. Das ist in Ordnung.« Dasselbe gilt für Druck, Kribbeln oder ein anderes eher unangenehmes Gefühl. Wir spüren nicht mit der Absicht, etwas zu ändern, in den Körper. Wir beobachten und nehmen wahr, was ist.
- » Gehe nun gedanklich weiter nach oben, stell dieselben Fragen und erfasse auf diese Weise bewusst verschiedene Körperpartien. Du kannst das in kleinen Schritten tun und zum Beispiel zunächst deine Fußsohlen wahrnehmen, dann deine Fersen, deine Knöchel, deine Waden, dein Schienbein, das Knie und so weiter. Oder du lenkst deine Aufmerksamkeit zu größeren Körperbereichen, dann würdest du erst deine Füße, dann deine Beine, Becken, Bauch, Rücken, Brust, Schultern, Arme, Hände, Hals und Kopf wahrnehmen.

Geräusche und Melodien sind kraftvolle Werkzeuge, um das Nervensystem zu regulieren. Hiervon macht diese Übung Gebrauch:

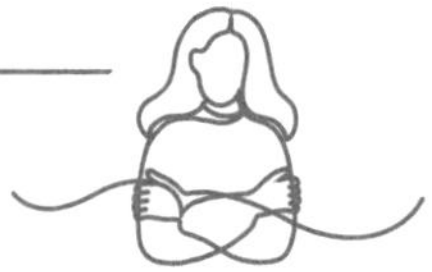

SUMMEN

Der Vagusnerv verläuft an den Stimmbändern und dem Innenohr vorbei. Die Vibrationen, die beim Summen entstehen, sind eine einfache Möglichkeit, um den Zustand deines Nervensystems zu beeinflussen. Du kannst einfach deine liebsten Melodien summen oder das »Om« aus dem Yoga tönen. Auf Seite 129 lernst du zudem das »Voo« kennen. Beobachte die Empfindungen in deiner Brust, deinem Hals und deinem Kopf.

Nun möchte ich dir eine Übung zeigen, die ich oft zwischendurch mache, wenn ich zum Beispiel Kaffee zubereite.

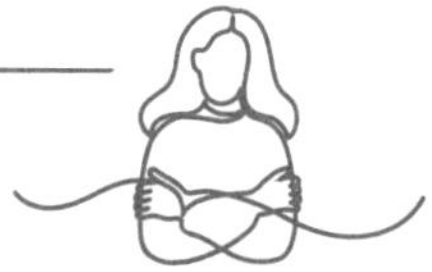

AUF EINEM BEIN STEHEN

Das Standbein ist Stress ausgesetzt, es muss sich verändernden Umständen anpassen, um die Balance aufrechtzuerhalten. Dasselbe gilt für unser Nervensystem und seine Anpassungsleistungen an die Welt, in der wir leben. Während du auf einem Bein stehst, fühle, welche Muskeln in deinem Körper angespannt sind und wo du Entspannung wahrnehmen kannst. Spüre in deinen Oberkörper und beobachte, was alles zusammenarbeitet, um diese Position zu ermöglichen. Achte darauf, das Bein immer mal wieder zu wechseln und nimm bewusst Seitenunterschiede wahr.

Abschließend möchte ich dir noch eine Übung an die Hand geben, die mit dem Bett in Verbindung steht.

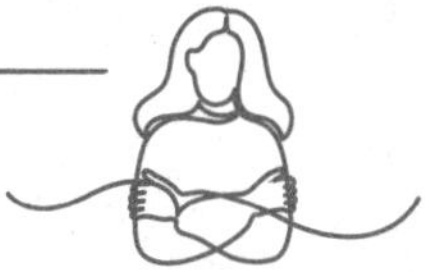

BECKENSCHAUKELN

Wenn du im Bett liegst und nicht zur Ruhe kommst, versuche, dich auf den Bauch zu legen und dein Becken, also dein Gesäß, hin- und herzubewegen. Schwinge dafür mit relativ kleinen Bewegungen von links nach rechts und wieder zurück, bis ein leichtes »Wackeln« entsteht. Experimentiere mit dem Bewegungsradius. Die Schwingung verteilt sich im ganzen Körper. Es ist einfacher, wenn deine Beine dabei geschlossen sind. Alternativ kannst du diese leicht wiegende, schaukelnde Bewegung auch ausprobieren, wenn du seitlich liegst. Wenn unsere Gedanken rasen, deutet das auf einen aktiven Sympathikus hin, was das Entspannen erschwert. Wenn wir etwas Bewegung einladen, können wir überschüssige Energie abbauen. Probiere es aus und beobachte, ob es dir beim Einschlafen hilft.

KÖRPER UND NERVENSYSTEM, STRESS UND TRAUMA

DIE UNSICHTBARE BRILLE: EINFÜHRUNG INS NERVENSYSTEM

Unser Nervensystem ist ein Hunderte Millionen Jahre altes, geniales, veränderliches System, das nur eine einzige Mission hat: für unsere Sicherheit zu sorgen. Dieses komplexe Netzwerk umfasst Milliarden von Nervenzellen (Neuronen) in unserem Körper. Es nimmt Sinnesreize auf, verarbeitet sie und reagiert darauf. Klemmen wir uns zum Beispiel unseren Finger im Türspalt ein, ziehen wir schnell unsere Hand zurück, und gleichzeitig empfinden wir Schmerz.

Es besteht aus zwei Teilen, wie Abbildung 1 zeigt: dem zentralen und dem peripheren Nervensystem.

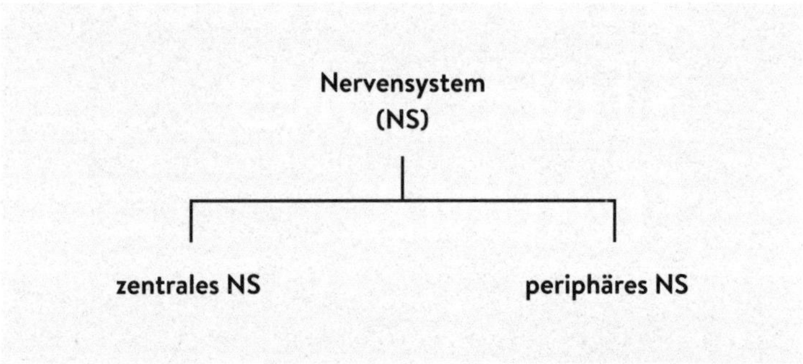

Abbildung 1: Grundlegender Aufbau des Nervensystems

Das zentrale Nervensystem umfasst die Neuronen im Gehirn und dem Rückenmark. Sie werden vom Schädel und der Wirbelsäule geschützt. Das periphere Nervensystem umfasst alle Nerven, die vom zentralen Nervensystem zu den verschiedenen Teilen des Körpers führen, also jene in den Armen, Beinen und den Organen. Bei dieser Einteilung geht es also darum, wo im Körper die Nerven angesiedelt sind. Kommen wir zu dem Part, der für unser Thema wesentlich relevanter ist. Wir können das Nervensystem auch anhand seiner Funktionen gliedern, und zwar in das somatische und das autonome Nervensystem, kurz ANS. Das somatische Nervensystem wird auch als willkürliches Nervensystem bezeichnet und steuert die bewusst ablaufenden Körperfunktionen, etwa die Bewegungen der Arme und Beine oder auch der Muskeln im Gesicht. Den Gegenpart dazu bildet das autonome Nervensystem, auch vegetatives Nervensystem genannt. Es steuert alle lebenswichtigen, unbewussten Funktionen, wie zum Beispiel unseren Herzschlag, den Blutdruck, den Stoffwechsel, die Atmung und die Verdauung. Zudem hilft es uns dabei, mit Stress und Gefahren umzugehen. Das autonome Nervensystem bestimmt also darüber, wie wir uns auf die sich immer verändernden Herausforderungen des Lebens einstellen und darauf reagieren. Schnell wird klar, dass es aufgrund dieses Umstands nicht ausreicht, Gehirnvorgänge zu beschreiben, wenn wir darüber sprechen, was in unserem Körper als Antwort auf Stress passiert.[6]

Wir benötigen einen holistischen Blick darauf, wie unser Nervensystem, die Verdauung, das kardiovaskuläre System, unsere Hormone, die Atmung und unser Immunsystem zusammenarbeiten. Diese verschiedenen Systeme sind nicht voneinander getrennt, sondern durch die Arbeitsweise des autonomen Nervensystems, des Vagusnervs und durch das verbindende Gewebe verknüpft.

Das autonome Nervensystem besteht aus dem sympathischen, dem parasympathischen und dem enterischen Nervensystem (Darmnervensystem), wie Abbildung 2 zeigt.

Das sympathische Nervensystem könnte man auch als unser Gaspedal bezeichnen. Es kann die Herzfrequenz und den Blutdruck anheben und die Atmung beschleunigen, während es gleichzeitig dafür sorgt, dass die Verdauung und unsere Geschlechtsorgane einen Gang zurückschalten. Indem die Verdauung gestoppt wird,

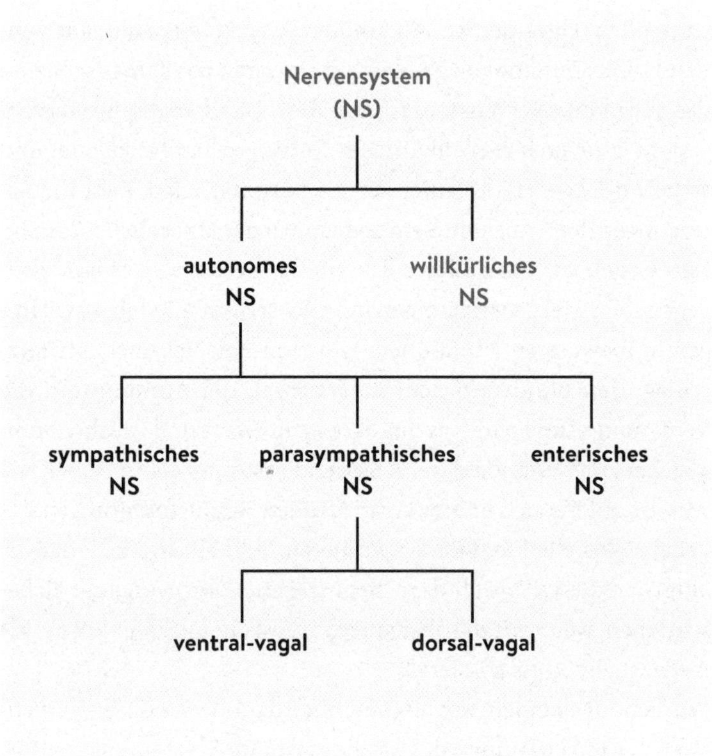

Abbildung 2: Detaillierter Aufbau des Nervensystems

spart der Körper in Gefahrensituationen Energie, die er dem Ziel »Überleben!« zukommen lassen kann. Ist der Sympathikus aktiviert, wird der Neurotransmitter Acetylcholin freigesetzt. Er hilft uns beim Fokussieren und schärft die Sinne, unsere Sicht wird beispielsweise besser – sogar im Dunkeln! Neurotransmitter sind chemische Botenstoffe, die zwischen den Nervenzellen vermitteln. Das Stresshormon Adrenalin erhöht die Herzfrequenz. Der ganze Körper wird mobilisiert: Wir sind bereit, zu kämpfen oder zu flüchten. Im Idealfall ist dieser Zustand temporär und hält nur so lange wie notwendig an.

Wenn es ein Gaspedal gibt, existiert natürlich auch eine metaphorische Bremse: Hier tritt das parasympathische Nervensystem auf den Plan, in dessen Aufbau der Vagusnerv eine wichtige Rolle spielt. Er ist der größte Nerv dieses Nervensystems und wird auch zehnter Hirnnerv und Ruhenerv genannt. Am besten stellst du ihn dir als eine Art Informationshighway vor, auf dem ständig Informationen zwischen Gehirn und Körper hin- und hergeschickt werden, wobei 80 Prozent der Nervenfasern »afferent« sind, also Informationen vom Körper in den Kopf schicken. Deshalb ist es so effektiv, mit dem Körper zu arbeiten und hier ein »gutes Gefühl« entstehen zu lassen. Der Vagus erstreckt sich vom Kopf aus in den gesamten Oberkörper: vom Hirnstamm über die Augen, Ohren, die Kehle und das Herz bis hin zu unseren Organen. Er unterstützt den Körper dabei, im Gleichgewicht zu bleiben beziehungsweise es wiederherzustellen und steht für Regeneration, Verdauung und Ruhe.[7]

Er senkt beispielsweise die Herzfrequenz und verbessert unsere Atmung. Die flachen, schnellen Atemzüge, die ein aktiver Sympathikus mit sich bringt, machen beim aktiven Parasympathikus Platz für tiefe, ruhige Atemzüge. Sie sind nicht nur in der Brust, sondern auch im Bauchraum spür- und sichtbar.

Das enterische Nervensystem bildet den größten Teil des autonomen Nervensystems und ist sowohl mit dem Sympathikus als auch mit dem Parasympathikus verbunden. Beide können wiederum Verdauungsvorgänge beeinflussen. Der Vagusnerv kommuniziert mit dem enterischen Nervensystem als ein Teil der sogenannten Darm-Hirn-Achse. Du siehst, wir sind wahrlich als ein zusammenhängendes System zu verstehen. Alles ist verbunden.

Dem Vagusnerv kommt noch eine weitere Funktion zu, die essenziell für die Entwicklung der Polyvagal-Theorie von Dr. Stephen Porges war. Diese Funktion scheint fast schon paradox: Der Vagus kann unseren Körper nämlich nicht nur beruhigen und in einen entspannten Zustand versetzen. Er kann ihn als Antwort auf lebensbedrohliche Gefahr auch »abschalten«.

Bleiben wir zur leichteren Veranschaulichung beim Bild der Bremse. Wird diese nicht betätigt, hat der Sympathikus freie Fahrt. Drückt der Vagus die Bremse ein wenig, sind wir beim Entspannen. Und dann gibt es noch die »Vollbremsung«: Der Vagus kann die Herzfrequenz so weit hinunterschrauben, dass der Sauerstoffgehalt im Blut abnimmt und der Blutdruck so stark sinkt, dass uns schwindelig wird oder wir sogar bewusstlos werden. Bei einer solchen dorsalen Vagusaktivierung beginnt der Körper zudem, natürliche Schmerzmittel freizusetzen, sogenannte endogene Opioide.[8] Sie sollen angesichts des drohenden Todes ein Gefühl der Ruhe bringen. Dieser Zustand des autonomen Nervensystems ist das evolutionär gesehen älteste Abwehrsystem. Die Polyvagal-Theorie erklärt uns, wie das Gehirn und der Körper sich über einen langen Zeitraum angepasst haben. Der Vagus selbst hat sich sowohl in seiner Funktion als auch in seiner Lokalisation verändert, um uns zu helfen, in unserer Welt zu überleben.

80 ZU 20: WARUM EIN BOTTOM-UP-ANSATZ SO WIRKSAM IST

Der Zustand unseres Nervensystems beeinflusst unsere Gedanken, Gefühle, Empfindungen, unser Verhalten, wie wir unsere Beziehungen erfahren, unsere Gesundheit ... alles. Es hat also auch Einfluss darauf, ob wir uns glücklich oder friedvoll fühlen können, ob wir Leichtigkeit erfahren und so weiter. Da uns niemand gezeigt hat, wie wir am besten mit unserem Nervensystem umgehen, sind wir ihm oftmals hilflos ausgeliefert und erleben uns als machtlos, etwas an unserem Zustand zu ändern. Auch wenn wir gute Vorsätze haben und uns ehrlich bemühen, uns Wissen über Bücher aneignen, Kurse belegen und so weiter: Arbeiten wir nicht mit dem Nervensystem, bleiben wir oftmals bei einer oberflächlichen Symptombekämpfung stecken, bei der wir versuchen, den Symptomen einer Dysregulation irgendwie Herr zu werden. Dann taucht jedes Mal, wenn man glaubt, irgendetwas erfolgreich behandelt zu haben, scheinbar aus dem Nichts ein neues Symptom auf. Als würden wir einen Topf nach dem anderen aufstellen, um durch die Decke tropfendes Wasser aufzufangen, ohne das Loch im Dach zu reparieren. Das Wasser sucht sich neue Wege, wie die Dysregulation.

Damit du dein Erleben aktiv gestalten kannst, ist es einerseits wichtig, allgemeine Informationen über das Nervensystem zu haben. Andererseits ist es essenziell, dein eigenes Nervensystem besser kennenzulernen.

Das machen wir auf den weiteren Seiten dieses Buches mit den praktischen Übungen und »titriertem« Spüren: also vielen kleinen Aktivierungen in so kleinen Dosierungen, dass dein Nervensystem sie gut halten kann. Während dieses Prozesses beginnst du, dich besser zu fühlen, nicht mehr festzustecken und Schritte hin zu jenen Dingen zu tun, die du dir in deinem Leben wünscht. Adieu, Autopilot! Hallo, gestalten!

Um etwas zu verändern, ist es nicht notwendig, in der Vergangenheit zu graben und prägende Erlebnisse immer wieder Revue passieren zu lassen oder erneut darüber zu sprechen. Wir müssen noch nicht einmal wissen, was genau uns geprägt hat, woher gewisse Muster kommen und so weiter. Das Warum kann zwar interessant sein und Einsichten bringen, aber es ist nicht notwendig für Veränderung. Mit der »Geschichte« allein lässt sich wenig bewegen – und dafür gibt es einen guten Grund: Wenn wir im Überlebensmodus sind, übernimmt unser Gefahrenzentrum, die Amygdala, die Kontrolle. Diese mandelförmige Struktur in unserem emotionalen Gehirn aktiviert sich schneller als unsere rationale Hirnregion, der präfrontale Kortex. Ihr haben wir es zu verdanken, dass wir schnell die Handfläche von der heißen Herdplatte wegziehen – ohne erst darüber nachdenken zu müssen, welche Handlung wohl sinnvoll wäre. Im Überlebensmodus überschreibt die Amygdala unsere Fähigkeit, logisch zu denken. Und solange wir uns in unserem Körper unsicher fühlen, wird sie weiter unser Leben beeinflussen. Die Alarmglocke wird nicht aufhören zu schrillen. Denn das ist ihr Job.

Dr. Bessel van der Kolk zufolge würden Psychologen für gewöhnlich versuchen, Menschen durch Erkenntnisse und Verständnis beim Verhaltensmanagement zu helfen. Allerdings zeige uns die neurowissenschaftliche Forschung, dass nur wenige psychologische Probleme das Ergebnis von Fehlern im Verständnis seien. Die meisten würden in den tieferen Hirnregionen entstehen, die unsere Wahrnehmung und Aufmerksamkeit lenken. Wenn die Alarmglocke des emotionalen Gehirns weiterhin signalisiere, dass man in Gefahr sei, werde kein Maß an Einsicht sie zum Schweigen bringen.[9] Er erinnert sich an eine Komödie, in der eine Figur über

das Aggressionsbewältigungsprogramm, das sie besucht, sagt: »Die Techniken funktionieren großartig, solange du nicht wirklich wütend bist.«
Gefühlte, also körperlich empfundene Sicherheit, ist der Schlüssel. Der Körper hat alles gespeichert – egal ob uns etwas noch bewusst ist und wir uns daran erinnern können oder nicht.

Wenn wir verändern, was in unserem Körper vor sich geht, verändern wir auch, was in unserem Kopf passiert.

Wir setzen daher am Körper an, um beispielsweise unsere Gedanken zu verändern und damit die Geschichten, die wir uns selbst erzählen.
Wenn etwa 80 Prozent der Nervenfasern Informationen von unserem Körper über das autonome Nervensystem und den Vagusnerv hinauf in unseren Kopf senden, heißt das im Umkehrschluss, dass nur etwa 20 Prozent vom Kopf in den Körper kommen. Deshalb ist dieser körperbetonte Ansatz so effektiv. Um unsere Erfahrung zu ändern, müssen wir lernen, die 80 Prozent anzusprechen. Das tun wir nicht, indem wir uns sagen: »Jetzt beruhige dich doch mal!« Wir können uns aus Gedanken und Gefühlen nicht einfach hinausreden. Die Sprache unseres Körpers ist keine verbale, sondern eine *somatische* (vom griechischen Begriff *soma,* »Körper«, somatisch bedeutet also zum Körper gehörend). Die Sprache, die unser Körper versteht, vermitteln wir übers Spüren: den *»Felt Sense«,* also den gefühlten Sinn.
Dafür möchte ich dich hier zu einer kleinen Visualisation einladen: Stell dir vor, du bist am Meer, die Sonne scheint, die Temperatur ist angenehm. Du stehst am Strand, die Gischt prallt gegen die Felsen, und durch einen sanften Windstoß fühlst du, wie kleinste Wasserperlen hoch in die Luft steigen und auf deiner Haut

landen. Atme ein. Hast du ein Gefühl dafür? Was da passiert, versteht unser Körper.

In meinen Kursen bringe ich sehr gern das Beispiel einer Avocado, um zu verdeutlichen, wo genau der Unterschied zwischen einer gesprochenen, kognitiven und der somatischen Sprache liegt, die wir lernen dürfen. Würde ich einen normalen Vortrag über eine Avocado halten mit dem Ziel, dass du sie eingehend kennenlernst, dann würde ich davon erzählen, wo Avocados wachsen, wie man sie anpflanzt, welche Nährstoffe sie beinhalten und wie sie sich auf der Molekülebene zusammensetzen. Ich zeige dir Fotos und führe dich durch eine informationsreiche Bildschirmpräsentation. Du müsstest nicht mal eine echte Avocado gesehen, geschweige denn angefasst oder gegessen haben, und doch wärst du nach einer Stunde aufgrund des vermittelten Wissens vermutlich schon eine Avocado-Expertin. So könnte ein kognitiver Kurs zu dieser Frucht ablaufen.

In einem somatischen Kurs würde ich dagegen eine Avocado nehmen, sie halbieren, dir reichen und dich einladen: »Koste.« Du würdest sie probieren, die Konsistenz kennenlernen – nussig, leicht herb, weich. Deine Finger ertasten die Schale und ihre Struktur, deine Nase nimmt den dezenten Geruch auf. Und nachdem du dich eine Weile mit der Avocado beschäftigt und sie mit deinen Sinnen erfasst hast, wirst du womöglich sagen: »Ich dachte, ich würde Avocados kennen. Aber jetzt *weiß* ich, was eine Avocado ist.« Denn du hast nun eine verkörperte Erfahrung davon, um was es sich bei dieser Frucht handelt. Diese verkörperte Erfahrung ist es auch, die unser Nervensystem versteht.

KANN MEIN SYSTEM ÜBERHAUPT ENTSPANNEN?

Diese somatische Sprache sprechen wir durch Regulation. Das meine ich, wenn ich schreibe, dass wir unserem Nervensystem *zeigen* müssen, dass wir sicher sind. Schön ist auch, dass es sich »freut«, wenn wir ihm zeigen, dass »alles gut« ist und es sich entspannen kann. Es wartet nur darauf, in Regulation zu kommen. Dysreguliert zu sein, ist nämlich ein äußerst anstrengender Zustand. Es ist so, als würde das Nervensystem die ganze Zeit über Marathon laufen. Manche von ihnen tun das bereits seit Jahrzehnten. Die Pause ist also mehr als willkommen.

Dieser Umstand kann uns auch die Frage danach beantworten, ob dein Nervensystem überhaupt in Regulation kommen kann. Wenn Menschen sich auf diesen Weg der Heilung machen, fragen sich viele: »Wenn mein Nervensystem bereits so viele Jahre dysreguliert ist und ich gar nicht wirklich weiß, wer oder wie ich bin, wenn ich ausgeglichen bin, weil ich ständig ›drunter‹ oder ›drüber‹ bin ... kann es dann überhaupt in Regulation kommen?«

Ich verstehe diese Zweifel sehr gut. Doch glücklicherweise ist ein klares Ja die Antwort auf die Frage. Lass uns bei dem Bild des Marathons bleiben: Kein Mensch würde bezweifeln, dass ein Marathonläufer auch spazieren gehen kann. Genauso verhält es sich mit unserem Nervensystem. Zeigen wir ihm, dass es völlig ausreichend ist, spazieren zu gehen, wird es diese Einladung annehmen. Als würde es sagen: »Oh, danke! Ich wusste nicht, dass alles in Ordnung ist. Na, dann kann ich mich ja entspannen.«

Unser Nervensystem möchte in Regulation kommen.
Dysregulation ist anstrengend und kräftezehrend.
Wenn unser System dysreguliert sein kann, dann kann es auch reguliert sein.

»IST DAS SICHER?«: SICHERHEIT ALS DAS HÖCHSTE GUT

Damit du dein Nervensystem besser kennenlernst und seine Handlungen für dich mehr Sinn ergeben, möchte ich dir das Bild deiner »persönlichen Spezialeinheit« vorschlagen. Sie besteht aus verschiedenen Teammitgliedern mit unterschiedlichen Aufgaben und hat eine einzige Top-Priority-Mission: dich sicher und am Leben zu erhalten. Um *jeden* Preis. Das ist von wesentlicher Bedeutung, wenn wir unsere Spezialeinheit wirklich verstehen wollen. Was heißt das konkret? Wenn du dir zum Beispiel eine glückliche Beziehung wünschst, sie aber aufgrund der Daten, die sie gespeichert hat, zu dem Ergebnis kommt, dass dies für dich nicht sicher ist, wird sie alles in ihrer Macht Stehende tun, um diese Beziehung zu verhindern.
Traumjob oder Sicherheit? Sicherheit.
Gelingende Bindung zu deinem Kind oder Sicherheit? Sicherheit.
Klärendes Gespräch mit den Eltern oder Sicherheit? Sicherheit.
Haus verkaufen oder Sicherheit? Sicherheit.
Dabei ist es völlig irrelevant, ob das, was du dir wünschst – Beziehung, Nähe, Abenteuer, Intimität, Freiheit und so weiter –, *eigenlich* gut für dich wäre. Das interessiert die Spezialeinheit überhaupt nicht. Sie überprüft nämlich nicht, was sich ihr tatsächlich im Hier und Heute bietet, sondern blickt einzig und allein in die Registerkarten der Vergangenheit, um zu ihrem Schluss zu kommen. Ist das, was du dir wünschst, als »sicher« gespeichert, schlägt sie keinen Alarm. Ergibt der Scan aber, dass du in Gefahr bist, wird dieses uralte, mächtige System alles daransetzen, dich von deinem angeblich gefährlichen Vorhaben abzubringen. Dein Nervensystem sieht die Dinge also nicht, wie sie tatsächlich *sind,* sondern so, wie sie *scheinen.* Lass uns nun anhand von Beispielen beleuchten, wie sich das auf dein Leben auswirken kann.

Beispiel: Iris und ihr Job

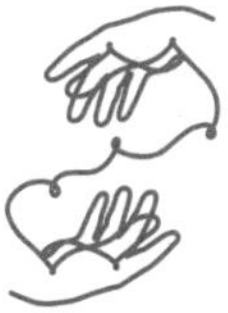

Iris ist unglücklich in ihrem Beruf. Sie fühlt sich fehl am Platz, findet seit Jahren keinen Anschluss und auch die unregelmäßigen Arbeitszeiten stören sie. Unzählige Male hat sie mit ihrer Freundin bereits darüber gesprochen. Immer wieder bestärkt diese sie, sich nach etwas Neuem umzusehen. Iris hatte sogar bereits ein passendes Jobangebot über einen Bekannten bekommen. Sie ist fest entschlossen und sagt sich: »Jetzt ist es genug, ich kann nicht mehr. Und ich möchte nicht mehr.« Aber jedes Mal, wenn sie das Handy in die Hand nimmt, um die Nummer ihrer Chefin zu wählen und das notwendige Gespräch mit ihr zu suchen, wird ihre Hand schwer wie Blei. Schweiß bildet sich auf ihrer Stirn, sie bekommt Kopfschmerzen, die Atmung wird flach. Und sie kann einfach nicht anrufen. Die Gedanken überschlagen sich: »Ich muss diesen Schritt gehen. Aber ich kann nicht. Jetzt schaffe ich es. Nein, oh nein. Es geht einfach nicht. Ich kann nicht.« Begegnet sie ihrer Chefin in der Arbeit, fehlen Iris die Worte. Sie kann ihre Kündigung nicht ansprechen. Sie schafft es einfach nicht, dabei empfindet sie diese so intensive Dringlichkeit. Es fühlt sich an, als stünde sie vor einer undurchdringlichen, massiven, riesengroßen, dunkelgrauen Steinwand. Aber egal wie fest Iris sich dagegenstemmt: Die Wand bewegt sich keinen Millimeter. Und Iris auch nicht.

Nicht nur Iris, sondern auch Jannika im nächsten Beispiel steckt fest. Sie trägt eine Wahrheit in sich, die darauf wartet, gesehen und gelebt zu werden, doch Ängste oder Unsicherheiten halten sie zurück. Solche inneren Konflikte können uns belasten, vor allem, wenn sie unsere Beziehungen oder unser Leben beeinflussen.

Beispiel: Jannikas Wahrheit

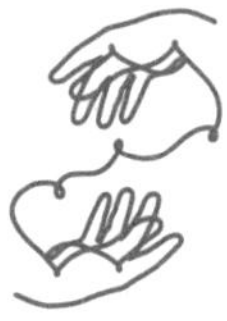

Jannika ist seit drei Jahren mit ihrer Lebenspartnerin Alexa zusammen. Die beiden sind glücklich, es läuft gut. Sie wohnen seit Längerem in einer gemeinsamen Wohnung, und auch in ihrem Freundeskreis ist die Beziehung längst nichts Neues mehr. Doch Jannikas Eltern haben bis heute keine Ahnung davon. Eigentlich möchte sie das ändern. Es gibt immer wieder Momente, wo sie es schade findet, dass ihre Eltern gar nicht wissen, was eigentlich wirklich in ihrem Leben los ist. Mit wem sie Zeit verbringt, was sie erlebt. Doch egal wie sehr sie sich mehr Nähe zu ihren Eltern und den offenen Austausch wünschen würde, sie hält ihre Liebe geheim. Dabei weiß sie, dass sie erwachsen ist, dass sie nicht von ihren Eltern abhängig ist und dass sie eigentlich dazu stehen sollte, wie sie ist und wen sie liebt. Eigentlich.

Der Spruch »Lieber die bekannte Hölle als der unbekannte Himmel« beschreibt gut, wie dein Nervensystem Entscheidungen trifft. Das Bekannte, egal wie schädlich es für dich auch sein mag, ist dem Nervensystem »lieber« als das Neue, auch wenn es objektiv betrachtet weitaus besser wäre. Das ist nicht so, weil dein Nervensystem dich bestrafen will – im Gegenteil: Es möchte dich beschützen, du bist ihm wichtig. Man könnte dein Security-Team nur liebevoll als etwas betriebsblind bezeichnen. Es irrt sich ganz einfach.

Wenn dein Nervensystem gefühlt an allen Ecken und Enden Gefahr meldet, weil es viele eigentlich positive Dinge als »nicht sicher« oder »lebensgefährlich« einstuft, dann hat es dafür gute Gründe. Je nachdem, was der »Datenabgleich« ergibt, ruft es außerdem eines von mehreren verschiedenen Spezialeinheit-Mitgliedern mit spezifischen Aufgaben auf den Plan. Das erste, das wir näher kennenlernen, ist die Neurozeption. Sie entscheidet, welcher Nervensystemzustand zum Einsatz kommt.

NEUROZEPTION: DER EINGEBAUTE GEFAHRENSCAN

Die Neurozeption ist unser eingebauter Gefahrendetektor. Was sie tut, ist ziemlich erstaunlich: Sie scannt in jeder Millisekunde unseres Lebens unser gesamtes Umfeld und ebenso unsere innere Welt. Dann wiegt sie ab: Ist das sicher? Ist das gefährlich? Ist das lebensbedrohlich? Das macht die Neurozeption jederzeit, unaufhörlich, bereits vor unserer Geburt und bei jeder noch so kleinen, scheinbar unwichtigen Sache. Zum Beispiel:

- Ist die Art und Weise, wie mich die Person am anderen Ende der Halle ansieht sicher, gefährlich oder lebensbedrohlich?
- Ist das Gefühl dieses Stoffes auf meiner Haut sicher, gefährlich oder lebensbedrohlich?
- Sind Finanzen sicher, gefährlich oder lebensbedrohlich?
- Ist anderen Menschen nahe sein sicher, gefährlich oder lebensbedrohlich?

Alles, was wir jemals erfahren haben, ist in uns gespeichert, wie Daten auf einer Festplatte oder Bücher in einer Bibliothek. Um ein Urteil zu fällen, bedient sich die Neurozeption guter und schlechter Erfahrungen aus der eigenen oder transgenerationalen Vergangenheit.

Vielleicht kennst du das: Du sitzt in einem Onlinemeeting, in dem du noch nicht alle Teilnehmenden kennst. Eine Person fällt dir positiv auf – du hast zwar noch nicht mit ihr gesprochen, aber sie wirkt nett. Deine Neurozeption hat etwas an ihr erkannt, das Sicherheit signalisiert. Andersherum funktioniert das genauso: Eine andere Person ist dir aus irgendeinem Grund nicht geheuer, bis sie zu sprechen beginnt. Plötzlich verschwindet deine Skepsis: »Ah, die ist ja doch in Ordnung.« Ihre Stimme klingt anders als die der Person aus dem Dort und Damals, an die deine Neurozeption zunächst erinnert wurde.

Beispiel: Sina und die Aggression

Als Sina noch ein Kind war, wurde ihr Vater bei Diskussionen mit ihrer Mutter schnell laut und aggressiv. Wenn Sina im Hier und Heute bemerkt, wie sich eine Auseinandersetzung anbahnt, beginnt ihr Herz, plötzlich schneller zu schlagen, ihr ganzer Körper wird angespannt und ihre Atmung flach. Das muss nicht einmal sie selbst betreffen: Es ist völlig ausreichend, wenn sich zum Beispiel ein Gast lautstark beim Kellner beschwert und sie ein paar Tische entfernt nur aus den Augenwinkeln mitbekommt, dass die Stimmung umschlägt.

Sina selbst erlaubt sich keine Wut oder Aggression. »Dann passieren böse Dinge«, sagt ihr eine innere Stimme. Sie kümmert sich um alle und jeden in ihrer Familie, außer um sich selbst. Sie traut sich nicht, »Nein« zu sagen, geht um des lieben Friedens willen über ihre eigenen Grenzen und sieht nicht, dass der Krieg in ihrem Inneren tobt: Seit ein paar Jahren begleiten sie Migräne und chronische Darmprobleme. Sinas Aufgabe wird es sein, zu begreifen und auch ihrem System verständlich zu machen, dass keine Emotion für sich genommen »böse« ist und es eine »gesunde Aggression« gibt, die zu spüren und wahrzunehmen notwendig für ihr Wohlbefinden ist. Sie darf sich auf die Reise in ein Leben in Integrität begeben, bei dem sie Gefühle nicht mehr unterdrückt, sondern ihnen einen angemessenen Raum gibt – für sich selbst und andere.

Sina wird von ihrem Nervensystem beschützt, das sich »Ah, das kenne ich doch schon« denkt und entsprechend reagiert. Hast du in deiner Kindheit die Erfahrung gemacht, dass es nicht sicher ist, deine Meinung zu sagen – weil dir zum Beispiel gesagt wurde, dass du anderen damit schadest, oder weil du dafür bestraft wurdest –, wird sich deinem erwachsenem Ich zum Beispiel die Kehle zuschnüren und das Herz wie wild schlagen, wenn du den Versuch in der Gegenwart unternehmen möchtest. Das ist der Weg, mit

dem dein Nervensystem dich wissen lässt: »Das ist nicht sicher. Mach das nicht!« Wir müssen uns nicht daran erinnern können, wie die Daten, die die Neurozeption für ihren Sicherheitscheck nutzt, in uns entstanden sind. Sie sind im Körper gespeichert.
Je nachdem, was gerade vor sich geht und zu welchen Schlüssen sie kommt, lässt sie verschiedene weitere Mitglieder deiner Spezialeinheit in Aktion treten. Entdeckt die Neurozeption Gefahr, erfahren wir Dysregulation. Denkt sie, wir sind sicher, können wir in Regulation kommen oder reguliert bleiben. Beschäftigen wir uns zunächst einmal mit der Regulation und Dysregulation an sich, bevor wir uns die weiteren Mitglieder deiner Spezialeinheit ganz genau ansehen und erfahren, was du tun kannst, wenn sie auf den Plan gerufen werden.

REGULATION UND DYSREGULATION

Unser autonomes Nervensystem können wir auf zwei Weisen erfahren: in Regulation und Dysregulation. Beide Begriffe hast du bereits oft gelesen. Aber wie fühlen sie sich an?

REGULATION

Sie kann stattfinden, wenn das Nervensystem entscheidet, dass wir *sicher* sind. Die Spezialeinheit checkt die Lage und meldet, dass offenbar keine Gefahr im Verzug ist. War Anspannung vorhanden, kann sie nun weichen. Alles ist gut, kein Alarm notwendig.

Stell dir dafür auch gern das Bild eines Bodyguards vor, der zur Seite tritt: Das Nervensystem steht in der Regulation nicht mehr vor uns. Wir sind frei, auf das zuzugehen, was wir uns wünschen. Nun trennt uns nichts mehr von der Welt, wir sind offen und präsent. Wir sind auch verletzlicher, aber zugleich kann echter Kontakt stattfinden.

Das Leben in Regulation ist geprägt von:

- Leichtigkeit
- Verbindung
- Freude
- Interesse
- Lebendigkeit
- Ruhe
- Klarheit
- Handlungsfähigkeit
- Neugierde
- Entspannung
- Sicherheit
- Präsenz
- Energie
- Kreativität
- Sichere Beziehungen
- Zugehörigkeit
- Gemeinschaft
- Work-Life-Balance
- Stille
- Spiel
- Abenteuer
- Erforschen
- Entdecken
- Wurzeln und Flügel

Bist du in Regulation, hast du genau das richtige Maß an Energie: nicht zu wenig und auch nicht zu viel.

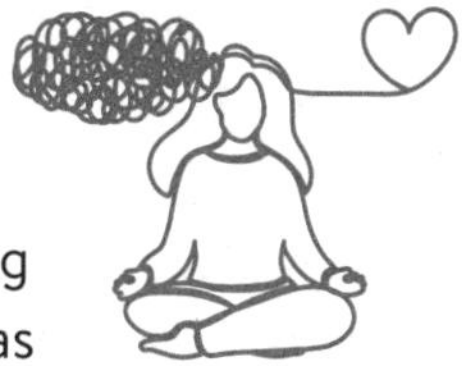

REFLEXION

In welchen Momenten in deinem Alltag spürst du, dass du gut reguliert bist? Was mag dein Nervensystem? Wobei kannst du dich entspannen? Hier einige Beispiele: spazieren gehen, malen, Yoga, Spieleabende, Ausflüge, wandern, tief atmen, Musik, Qigong, tanzen, baden, dein Lieblingsessen kochen, Zeit mit Freunden verbringen. Welche Ressourcen nutzt du im Alltag zur Regulation? Halte deine Gedanken in deinem Notizheft fest.

Es geht um ein erstes, bewusstes Hinspüren. Denke zum Beispiel an Orte, Zeiten, Aktivitäten, Menschen und Tiere:

- Luisa-Marie entspannt sich abends zu Hause auf der Couch. Sie kocht Tee, zündet eine Kerze an und lässt ihre Lieblingsmusik laufen.
- David kommt nach einem stressigen Arbeitstag beim Spazierengehen mit dem Hund runter. Er hat das Gefühl, durchatmen zu können und präsent zu sein.
- Clara mag es, sich in die Umarmung ihres Partners »hineinzuentspannen«. Das sind für sie Momente, in denen sie aufatmen kann.[10]
- Lydia hat herausgefunden, dass sie sich besser fühlt, wenn sie durch die Wohnung tanzt und so die Energie in ihrem Inneren in Bewegung bringt. Sie mag das Tanzen besonders, denn das kann sie auch mit ihren Kindern gemeinsam machen.

» Stella kennt ein kleines Café, in dem sie sich wohlfühlt. An ihrem liebsten Platz, neben dem Fenster, beobachtet sie das Treiben auf der Straße. Die Stimmen der anderen Menschen im Hintergrund und die leise Musik runden die Erfahrung für sie ab.

Wir wollen uns all jenes bewusst machen, was uns dabei unterstützt, »ganz hier« zu sein. »Macht mich diese Aktivität präsenter und geerdeter im Hier und Jetzt?« – diese Frage ist ein verlässlicher Marker dafür, ob etwas deine Regulation tatsächlich fördert oder dich eher betäubt. Betäubend und von der Gegenwart ablenkend wirken tendenziell etwa fernsehen (»bingen«), gedankenverloren am Handy scrollen oder Alkohol. Das sind keine echten Ressourcen. Stattdessen bieten sie eine vorübergehende Erleichterung oder Ablenkung, indem sie deine Erfahrung »maskieren«. Bessel van der Kolk schreibt dazu, dass Betäuben das Leben vielleicht tolerierbar mache. Allerdings sei der Verlust des Bewusstseins darüber, was im Körper passiere, und damit auch das Gefühl, gänzlich sinnlich lebendig zu sein, der Preis, den man zahle.[11]

Dinge, die für eine gute Regulation sorgen, sind hoch individuell – wie dein Nervensystem. Für manche Menschen ist der Wald eine Quelle guter Regulation, während er auf andere dysregulierend wirkt. Manche können abends auf der Couch entspannen, andere bemerken ihre Dysregulation, wenn es leiser wird, und lenken sich mit allen Mitteln ab.
Auch für nahen Kontakt mit anderen Menschen, wie zum Beispiel bei der Entspannungsumarmung von Clara, gilt: Es kann sein, dass schon die Vorstellung davon in dir Widerstand auslöst. Ist dies der Fall, könntest du weiter forschen und beobachten, ob es einen Unterschied macht, wenn du dir die Anwesenheit verschiedener

Menschen beim Regulieren vorstellst. So kannst du Hinweise darauf finden, welche Menschen dich beim Regulieren gut unterstützen. Vielleicht fällt es dir auch grundsätzlich leichter, dich allein zu regulieren.

Es wird deutlich, dass es die eine Lösung, die für alle passt, nicht gibt: Immer geht es darum, was *dein* Nervensystem in diesem Moment braucht und was dir guttut.

SELBSTREGULATION UND CO-REGULATION

Grundsätzlich lassen sich Selbstregulation und Co-Regulation unterscheiden. Selbstregulation umfasst alles, was du eigenständig mit dir selbst tust. Co-Regulation hingegen beschreibt, was in Verbindung mit anderen lebendigen Wesen geschieht.

Beispiele für Selbstregulation:

- » Meditation
- » Kreativ sein
- » Kunst
- » Kochen
- » Lesen
- » Duschen
- » Singen
- » Summen
- » Stützende Selbstberührung
- » Natur
- » Tanzen
- » Bewegung
- » Sport
- » Yoga
- » Wiegen
- » Musizieren
- » Barfuß laufen

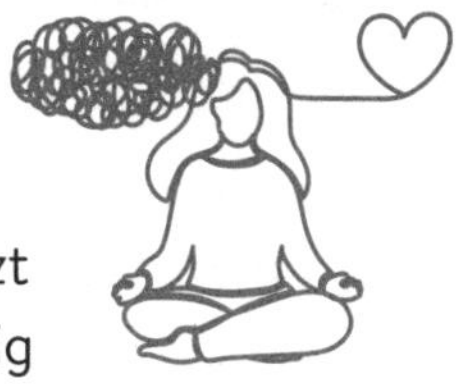

REFLEXION

Welche dieser Regulationsressourcen nutzt zu schon? Was davon möchtest du künftig ausprobieren? Fallen dir noch weitere Aktivitäten ein?

Sport kann eine Regulationsressource sein, aber auch als Strategie dienen, dich zu betäuben – damit du das Unangenehme nicht spüren musst.
Musik hören kann sehr wohltuend sein. Probiere Lieder aus, die du aus deiner Jugend kennst und die dich in eine gute Stimmung bringen. Uns bekannte Lieder, die wir mit einem gewissen positiven Gefühl verbinden, können durch ihre Vertrautheit für mehr Sicherheit in unserem System sorgen. Interessant hierbei ist, dass Musik hören teils auch der Co-Regulation zugeordnet werden könnte, wenn der Sänger oder die Sängerin zum Beispiel eine gewisse Stimmung in ihrem Gesang transportiert, an der wir sozusagen »andocken«.
Beispiele für Co-Regulation:

- Zeit mit sicheren Menschen verbringen
- Umarmungen
- »Draußen« arbeiten (unter Menschen)
- Besorgungen machen
- Videocalls
- Telefonieren
- Videos von sicheren Menschen ansehen
- SMS schicken
- Zeit mit Tieren verbringen

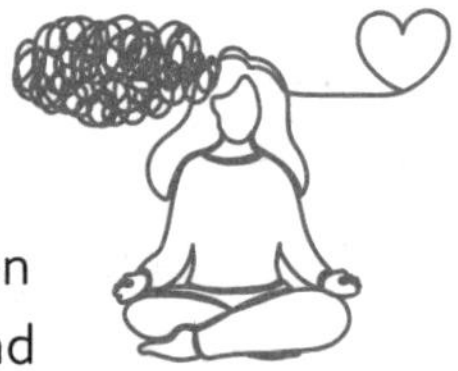

REFLEXION

Überlege auch hier, welche der genannten Tätigkeiten zu deinem Alltag gehören und was du einmal ausprobieren möchtest. Gibt es etwas, das du dir gar nicht vorstellen kannst?

Wenn du an jemanden aus deiner Kindheit denkst, der für dich sicher war, unabhängig davon, ob dieser Mensch noch lebt oder nicht: Versuche, wenn du möchtest, hinzuspüren. Nimm Geräusche wahr, die Stimme, Bilder, all das, was sich zeigen möchte. Beobachte, was in deinem Körper, in deinem System passiert. Das kannst du auch mit dem Gedanken an sichere Tiere versuchen. Auch wenn jemand in diesem Moment nicht hier ist, kannst du auf die Erfahrung zugreifen. Sie ist in deinem System gespeichert, und auch das kann co-regulierend sein.

Wir haben die Fähigkeit, auf andere Nervensysteme Einfluss zu nehmen. So können wir, wenn wir wollen, anderen Menschen eine regulierende Erfahrung bescheren, etwa durch so etwas Einfaches wie ein nettes Wort. Wir können einander aber auch dysregulieren. Unlängst war ich mit meiner Familie in einem Café frühstücken. Es war übervoll und die junge Servicekraft extrem gestresst. Ich zahlte, wünschte »hoffentlich bald weniger Stress« und einen schönen Tag und ging zu meinem Mann und den Kindern. Plötzlich war ich auch unruhig. Die Dysregulation der Servicekraft, dieser enorme Stress, war zu mir »hinübergehüpft«. »Dies gehört nicht zu mir«, stellte ich fest. Und nach einem kurzen körperlichen Abschütteln war die Sache erledigt. Tiere machen das ständig, um ihre Erregungszustände abzubauen. Das sieht womöglich für einige Sekunden seltsam aus, aber es ist eine äußerst wirkungsvolle Methode.

Vielleicht gibt es Menschen in deinem Leben, von denen du weißt, dass sie dir Energie rauben oder du irgendwie »aufgekratzt« oder »abgeschlagen« bist, nachdem du mit ihnen Zeit verbracht hast? Das ist die Erklärung dafür: Wir können einander regulieren und dysregulieren. Unsere Nervensysteme schwingen miteinander.

Es gibt Menschen, die grundsätzlich förderlich für unsere Regulation sind. Und auch das Gegenteil ist der Fall: Manche wirken generell hinderlich dabei. Gelegentlich kommt es auch auf den Lebensbereich an. Wir dürfen achtsam sein, an wen wir uns wenden, wenn wir eigentlich gerade jemanden bräuchten, mit dem wir uns co-regulieren können.

Beispiel: Tatjana und die Krankheitssorge

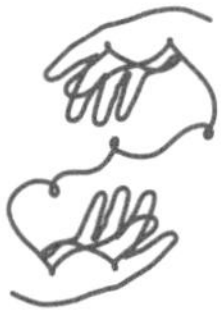

Tatjana ist besorgt. Ihr Kind hat Fieber. Sie ruft ihre Mutter an und schildert ihr die Situation. Diese sagt aufgeregt: »Oh nein! Das arme Kind! Schon wieder krank! Na, hast du schon die Kinderärztin angerufen? Nicht? Ruf sie doch an! Stell dir vor, das ist etwas Schlimmes. Du solltest zu ihr fahren. Heute noch. Sie wird sich doch wohl Zeit nehmen können? Ach herrje, ich habe es mir schon gedacht, der Kleine hat so krank ausgesehen. Gestern schon! Es geht so ein neuartiger Virus herum, das habe ich in der Zeitung gelesen. Ganz schlimm. Da kommen die Leute gerade reihenweise ins Krankenhaus. Stell dir einmal vor, er hat das! Na, Tati, bitte, so fahr doch zur Ärztin. Sonst brauchst du in der Nacht noch den Rettungswagen, stell dir das einmal vor!« Uff. Einmal durchatmen.

Was denkst du: Geht es Tatjana nun besser oder schlechter als zuvor? Hat ihre Mutter zu einer guten Regulation beigetragen oder sie mit ihrer Dysregulation »angesteckt«? Es kann sein, dass sie bei anderen Themen eine wunderbare Ansprechpartnerin ist. Was Krankheiten betrifft, wäre Tatjana hingegen womöglich besser beraten, sich jemand anderen zum Austausch zu suchen. Und gut auf sich selbst zu achten, damit sie möglichst klar denken und auch in dieser Stresssituation – wenn auch besorgt, aber das ist in Ordnung – der sprichwörtliche Leuchtturm für ihren Sohn sein kann.

Wir sind soziale Wesen und lernen im Miteinander und durch den Austausch mit anderen Menschen. Die Psychotherapeutin Sue Gerhardt beschreibt, dass die ersten Erfahrungen als Baby unglaublich bedeutsam sind: »In der frühesten Kindheit erleben wir erstmals Gefühle und lernen, wie wir damit umgehen können; wir beginnen, unsere Erfahrungen auf eine Weise zu ordnen, die entscheidenden Einfluss auf unser späteres Verhalten und unsere Denkfähigkeiten nimmt.«[12]
Diese prägende Zeit beeinflusst uns, obwohl wir uns an sie nicht mehr bewusst erinnern. Sie ist unerinnerlich und unvergesslich.[13]

Wenn ein Baby zur Welt kommt, ist es nicht »fertig«. Viele Systeme des jungen Organismus entwickeln sich erst durch den Kontakt mit anderen Menschen. Babys sind in die Nervensysteme ihrer Bezugspersonen »eingeloggt« und darauf angewiesen, dass sie beruhigt (herunterreguliert) oder mit babygerechten Reizen stimuliert werden. Meine Co-Autorin Sandra Teml-Wall und ich haben dazu in unserem Buch *Mama, nicht schreien!* ausgeführt:
In den ersten Monaten bestimmt der junge Organismus einen Erregungs-»Sollwert« – das, was sich als normal anfühlt. Wird dieser Wert über- oder unterschritten, strebt das kindliche System danach, ihn wieder auszugleichen.
Hierzu schreibt Sue Gerhardt: »Kinder von depressiven Müttern passen sich an ein niedriges Erregungsniveau an und gewöhnen sich an das Fehlen positiver Gefühle. Babys von aufgeregten Müttern stellen sich möglicherweise auf eine Übererregung ein und lernen, dass Gefühle einfach aus dem Nichts explodieren können und dass es nur wenig gibt, was sie selbst oder sonst irgendjemand dagegen tun kann (oder sie versuchen, alle Gefühle abzuschalten, um die Situation zu bewältigen). Bei einem feinfühligen Umgang entwickeln Babys die Erwartung, dass die Menschen in ihrer Um-

gebung auf ihre Gefühle eingehen und ihnen helfen, heftige Erregungszustände auf ein angenehmes Niveau zurückzubringen; durch die Erfahrung, dass andere dies für sie tun, lernen sie, es selbst zu tun.«[14]

Wenn die Signale eines Säuglings ignoriert werden, bleibt sein Schreien und Weinen ohne liebevolle Antwort. Zunächst erlebt er Angst und Panik, sein kleiner Körper gerät in Alarmbereitschaft. Bleibt die Beruhigung aus, erschöpft er schließlich und fällt in sich zusammen. Babys, die auf diese Weise einschlafen oder verstummen, finden keinen friedlichen Schlaf – sie schalten ab, geben auf.

Frühe Bindungserfahrungen prägen das Selbstbild eines Kindes tief. Sie entscheiden darüber, ob es sich geliebt fühlt, Vertrauen in andere entwickelt und seinen Platz in der Welt als sicher empfindet. Zu wenig Nähe oder ein Übermaß an Erregung können tiefe Spuren hinterlassen und traumatisch wirken.[15]

Je nachdem, welche Bindungserfahrungen du in deiner Kindheit gemacht hast, kann es sein, dass du in der Gegenwart Selbstregulation oder Co-Regulation bevorzugst. Beides ist völlig in Ordnung und nachvollziehbar. Ein Ziel somatischer Arbeit ist, beide Formen der Regulation für dich zugänglich zu machen.

Wenn du möchtest, kannst du im Sinne des Erforschens auch mit diesen Ansätzen experimentieren: Wenn du eher jemand bist, der gern für sich ist, könntest du dich fragen, ob es eine Person gibt, mit der du dir vorstellen könntest, vorsichtig etwas in Richtung Co-Regulation auszuprobieren – vielleicht in kleinen Schritten, um zu sehen, was passiert.

Falls du hingegen oft andere Menschen brauchst, um dich zu regulieren, könntest du dies als Gelegenheit nutzen, um neue Erfahrungen in Richtung einer stärkeren Selbstregulation zu machen und deine Möglichkeiten behutsam zu erweitern.

DYSREGULATION

Kommen wir zum Gegenteil von Regulation: Die Dysregulation ist im Grunde nichts weiter als aktiver Selbstschutz. In diesen Zustand geht unser Nervensystem, wenn es meint, dass wir in Gefahr sind. Der Bodyguard stellt sich vor uns und trennt uns somit von allem anderen – auch von uns selbst. Die Spezialeinheit schützt uns, so gut sie kann, vor allem Möglichen: vor Schlechtem und auch vor eigentlich Gutem. Wahrscheinlich hältst du dieses Buch in Händen, weil du eines oder mehrere der Symptome einer solchen Dysregulation in deinem Nervensystem kennst:

- Angst
- Sorge
- Frustration
- Gereiztheit
- Panik
- Dissoziation
- Verwirrtheit
- Terror
- Überwältigung
- Wut
- Rage
- Erschöpfung
- Abschalten
- Dichtmachen
- Taubheit
- Starre
- Burn-out
- People Pleasing
- Unverbundenheit
- Desinteresse
- Stress

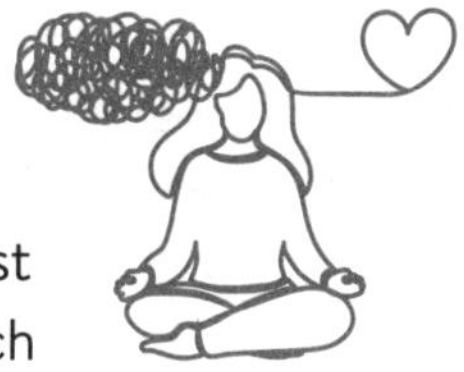

REFLEXION

In welchem Bereich deines Lebens erfährst du Dysregulation? Vielleicht findest du dich in einem der Beispielsätze wieder:

- »Ich verbringe meine Tage oft voller Sorge, bin gefangen in negativen Gedankenspiralen und male mir alle möglichen Katastrophenszenarien aus.«

- »Wenn ich versuche, mich meinem Ziel zu nähern und Schritte in die richtige Richtung zu tun, stecke ich fest und komme nicht voran.«
- »Ich bin immer erschöpft. Es ist schwer, morgens aufzustehen.«

Kennst du solche oder ähnliche Gedanken? Wenn ja, in welchen Bereichen deines Lebens tauchen sie auf? Wenn es um Finanzen geht oder vielleicht um deine Gesundheit? Wie sieht es in deinen Beziehungen aus – zu den Kindern, dem Partner oder der Partnerin, Freunden oder auch Familienmitgliedern?
Werde dir bewusst darüber, wann dein Nervensystem den Selbstschutz aktiviert. Wenn du möchtest, gehe einen Schritt weiter und beschreibe in deinem Notizheft, wie sich das für dich anfühlt.

GRÜNDE FÜR DYSREGULATION

Um die Symptome zu lindern oder zum Verschwinden zu bringen, müssen wir die Ursache adressieren. Sind wir in der Tat in Gefahr, wollen wir, dass unser Nervensystem in die Dysregulation geht. Dies ist absolut essenziell – sogar überlebenswichtig. Diese Reaktion auf eine echte Gefahr im Hier und Jetzt ist die Grundvoraussetzung dafür, dass wir uns verteidigen, fliehen, kämpfen, verstecken können. Kurz: irgendetwas unternehmen können, um der Gefahr zu entrinnen.
Schätzt unser Nervensystem die Situation so ein, dass wir etwas dagegen unternehmen können, werden wir mit einem Schwall an Energie versorgt, die uns mobilisiert. Wir brauchen die Aktivierung und die Überlebensenergie, um uns in Sicherheit zu bringen. Dafür ist der Sympathikus zuständig. Kommt das Nervensystem

hingegen zu dem Schluss, dass die akute Gefahr so groß ist, dass wir nichts dagegen ausrichten können, kann es uns helfen, weniger zu spüren. Hier tritt der Vagus auf den Plan, macht die bereits beschriebene Vollbremsung und fährt das System herunter.
Wir stellen in jedem Fall fest: Besteht in der Gegenwart tatsächlich eine Gefahr, dann ist es wünschenswert, gut, richtig und auch notwendig, dass wir innerhalb von Millisekunden dysreguliert werden, der aktive Selbstschutz online geht und wir automatisch das tun, was in diesem Fall von unserer Neurozeption als unsere beste Option eingeschätzt wird.
Würden wir jedoch nur dann dysregulieren, wenn wirklich Gefahr im Verzug ist, würde es dieses Buch wahrscheinlich nicht geben. Ich hätte es nicht geschrieben und du würdest es folglich jetzt nicht in deinen Händen halten. Zu verstehen, was dein Nervensystem »stört«, ist ein wichtiger Schlüssel für deine innere Balance – oder besser gesagt: deine Nervensystemflexibilität. Hier sind ein paar der häufigsten Gründe für Dysregulation und wie sie dich beeinflussen.

Schlechter Schlaf: Manchmal reicht an einem Tag, an dem wir uns schlecht fühlen oder wegen Kleinigkeiten explodieren, die simple Frage »Wie habe ich denn geschlafen?« für eine Erklärung. Ein dauerhaft aktiver Sympathikus stört den Schlaf. Kannst du nicht ein- oder durchschlafen, kann also eine ständige Dysregulation der Grund sein.

Ungesunde Essgewohnheiten: Ein Nährstoffmangel kann sowohl das Gehirn als auch das Nervensystem beeinflussen – und damit auch unsere Stimmung. Zudem spielt der Darm mit seinem ausbalancierten Mikrobiom eine entscheidende Rolle für unsere körperliche und geistige Gesundheit. Es kann sich also lohnen, diesem Bereich mehr Aufmerksamkeit zu schenken. Ernährst du dich ausgewogen und ist mit deinem Darm eigentlich alles in Ordnung, kann es sein, dass auch hier eine chronische Dysregulation die Ursache für gesundheitliche Probleme ist.

Reizüberflutung: Unser Gehirn ist von Natur aus nicht darauf ausgelegt, auf moderne Bildschirme zu starren, auf denen ständig bunte Inhalte herumhüpfen. Nachrichten, Social Media und die ununterbrochenen Impulse von außen – all das kann unser Nervensystem belasten. Grelle Lichter, laute Geräusche, überfüllte Umgebungen oder eine Kombination daraus können dazu führen, dass wir empfindlicher und anfälliger für Stress werden. Selbst ein Nervensystem, das grundsätzlich gut reguliert ist, kann durch die schiere Menge an Reizen, die unsere moderne Welt bietet, überfordert sein.
Gleichzeitig kann eine bestehende Dysregulation dazu beitragen, dass unsere Sinne geschärft sind und wir mit unserer Aufmerksamkeit stark im Außen verweilen, weil unser System in Alarmbereitschaft ist und sich auf mögliche Gefahren vorbereitet. In diesem Fall wäre die erhöhte Reizempfindlichkeit ein Ausdruck einer zugrunde liegenden Dysregulation.

Wenig oder keine Bewegung: Genau wie unsere Gehirne sind auch unsere Körper urzeitlich: Sie brauchen Bewegung. Ein Mangel daran kann uns krank machen. Regelmäßige Bewegung stärkt unser Nervensystem und unsere Widerstandskraft, da sie hilft, Stress zu regulieren. Ob Spazierengehen, Yoga, Tanz oder eine kurze 15-Minuten-Fitness-Routine – finde etwas, das dir guttut, zu dir passt und leicht in deinen Alltag integrierbar ist. Ein wichtiger Tipp: Lass den Lift stehen, nimm die Treppen. Wenn du jedoch eine innere Schwere oder Langsamkeit verspürst und Bewegung besonders schwerfällt, könnte das auf eine dorsale Dysregulation hindeuten. Auch dazu wirst du in diesem Buch Werkzeuge finden, um deinen Zustand zu verändern.

Unterdrücken von Emotionen: Unterdrücken oder ignorieren wir unsere Emotionen, kann das unsere Dysregulation verstärken und den Stress erhöhen. Nicht jedes Gefühl muss großen Raum bekommen, und nicht jedes verdient unsere volle Aufmerksamkeit. Gefühle brauchen einen angemessenen Rahmen, in dem sie existieren dürfen. Auch positive Emotionen können aktivierend wirken, was nicht jedes Nervensystem als angenehm empfindet. Doch das lässt sich lernen. Die Fähigkeit dazu entwickeln wir durch die Übungen, die du hier kennenlernen wirst.

Chronischer Stress und Traumata: Länger andauernder Stress kann dein Nervensystem überwältigen. Bleibt dieser Zustand bestehen, folgt irgendwann die Erschöpfung, da der Körper nicht dauerhaft in Anspannung verharren kann. Einer der Hauptgründe für langfristige Dysregulation ist ein nicht verarbeitetes Trauma, das im Körper »festsitzt«. Traumatische Erfahrungen hinterlassen tiefe Spuren im Nervensystem und beeinflussen Emotionen, Stressreaktionen und vieles mehr.
Ein traumatisiertes Nervensystem bleibt in Alarmbereitschaft, weil es die vergangene Gefahr als gegenwärtig wahrnimmt – für unser Nervensystem gibt es kein »Früher«, nur das »Jetzt«. Dabei ist es essenziell, unser Verständnis von Traumata zu erweitern, denn wir wissen heute, dass es weit mehr umfasst, als man lange Zeit dachte.

TRAUMA: DIE GEFAHR AUS DEM DORT UND DAMALS IM HEUTE

Wenn es um Traumata geht, können wir oft hören, dass dies eine Erinnerung sei, die wir verarbeiten müssen. Etwas, das uns zugestoßen ist. Dr. Bessel van der Kolk vertritt zu diesem Thema einen anderen Standpunkt: »Gefühle sind körperliche Wahrnehmungen. [...] Bei einem Trauma haben wir es mit unerträglichen körperlichen Wahrnehmungen zu tun. Du kannst zu deinem Psychologen gehen und darüber sprechen, was dir passiert ist. Aber das Kernproblem ist nicht, was dir passiert ist, sondern dass dein Körper in einer herzzerreißenden Qual stecken geblieben ist. Irgendwie musst du nun lernen, deinen Körper wieder zu deinem zu machen.«[16]

Wichtig zu verstehen ist, dass ein Trauma eben kein Ereignis ist, wie oftmals fälschlicherweise angenommen wird. Es ist die Überwältigung, die aufgrund einer Erfahrung im Körper sitzt. »Trauma ist eine unsichtbare Kraft, die unser Leben formt. [...] Es ist die Wurzel unserer tiefsten Verletzungen.«[17] So beschreibt es Dr. Gabor Maté und ergänzt, dass ein Trauma die Wunde ist, die zurückbleibt.

Es gibt zwei Kategorien von Erfahrungen, die das System mit großer Sicherheit überwältigen:

- zu viel, zu schnell
- zu wenig für zu lange

Wie können wir uns »zu viel, zu schnell« vorstellen? Hier ist das gemeint, was wir klassisch unter »Schocktrauma« zusammenfassen. Der Körper und das Nervensystem sind schlicht überwältigt. Es besteht keine Zeit, irgendetwas zu prozessieren. Von einer auf die andere Sekunde ist alles anders – ohne Vorbereitung, ohne Vorwarnung. Beispiele für diese Art von Überwältigung sind Unfälle, Todesfälle oder Krankheiten.

Ein Schocktrauma bezeichnet in der Regel ein einzelnes überwältigendes Ereignis. Demgegenüber steht das Bindungstrauma, für das mehrere Ereignisse über einen längeren Zeitraum charakteristisch sind. Im Englischen unterscheidet man zwischen dem »Big-T«-Trauma für Schock- und dem »Little-T«-Trauma für Bindungstraumata.

Wo treffen wir auf »zu wenig für zu lange« und damit auf ein Bindungstrauma? Denken wir an die Kindheit: Es geht um das Fehlen von sicherer Bindung, achtsamer Unterstützung, liebevoller Begleitung, einem sicheren Hafen. Hier gibt es nicht die »eine große Sache«. In dem Zusammenhang erklärt Gabor Maté, dass nicht nur Erfahrungen traumatisieren können, die passiert sind, aber nicht hätten passieren sollen. Sondern auch jene, die hätten passieren müssen, aber ausgeblieben sind. Zum Beispiel ein Gefühl von Sicherheit und Zugehörigkeit zu haben, wirklich gesehen zu werden, liebevolle Zuwendung zu erhalten oder angemessene Stimulation zu erfahren. Wenn ein Baby geboren wird, verfügt es – wie schon erwähnt – nicht über die Kapazitäten, sein eigenes Nervensystem zu regulieren. Es ist also auf die Co-Regulation seiner Bezugspersonen angewiesen. Zu wenig dieser Co-Regulation zu erhalten, ist ein Beispiel für »zu wenig für zu lange« und einer Überwältigung des Nervensystems. Die ungleichmäßige Amplitude eines traumatisierten Nervensystems bei Kindern, die zu wenig Nähe erfahren haben, ähnelt der von Menschen, die ein Schocktrauma, also etwa einen Unfall oder eine Operation, erlebt haben. Die vorherrschenden Erziehungsmethoden der letzten Jahrzehnte reichen dabei aus, um ein Nervensystem zu prägen, in dem für Ruhe und Entspannung kaum Platz ist.[18]

Jedes Trauma ist eine im Körper gefühlte Erfahrung von Überwältigung. Es ist kein Ereignis. Deshalb müssen wir auch nicht in die Geschichte von einem Ereignis eintauchen und diese immer wieder beschreiben und erzählen. Wir müssen nicht darüber sprechen, was passiert ist, wir brauchen keine Details. Das kann man tun und es hat für viele Menschen auch einen Platz auf ihrer persönlichen Entfaltungsreise. Aber es ist nicht *notwendig*, um etwas zu bewegen und zu *verändern*. Hat ein Mensch ein Trauma erlebt, sind die Folgen davon in sein Nervensystem geschrieben und dadurch auch im Hier und Jetzt präsent. Weil unser Nervensystem keinen Zeitbegriff hat und nicht zwischen Vergangenheit und Gegenwart unterscheidet, weiß es nicht, dass die Gefahr vorbei ist. »Damals ist heute ist morgen«, könnte man sagen.
Nach Peter Levine ist ein Trauma nicht das, was passiert ist, sondern was wir in der Abwesenheit eines »empathischen Zeugen« in uns halten.[19] Wenn etwas zu schnell, zu früh, zu viel oder zu wenig für zu lange passierte, können wir uns oft daran erinnern, dass niemand da war, der eingegriffen, uns beschützt und es gestoppt hätte. In den Momenten, in denen wir jemanden am meisten gebraucht hätten, war niemand für uns da. Oder nicht auf die Weise, die notwendig gewesen wäre. Das Ergebnis ist, dass wir fortan an dem Trauma in uns »festhalten« – auch wenn wir gar nicht wissen, dass wir jemals traumatisiert wurden. Wir nehmen gewisse Wesenszüge und Charaktereigenschaften an und finden Strategien, um irgendwie mit dem »da drinnen« fertigzuwerden.
Zu Beginn seines Buches *Sprache ohne Worte* beschreibt Peter Levine die Körperempfindungen, Gedanken und Gefühle, die er erfuhr, als er eines Tages von einem Auto angefahren wurde. Seine Ausführung macht die Flut und Überwältigung, die »zu viel, zu schnell« in uns auslöst, ansatzweise greifbar. Zwei Größen stechen besonders hervor. Erstens die Bedeutung der zugewandten, prä-

senten und geerdeten Ersthelferin vor Ort, durch deren Co-Regulation er einen ersten Halt und Orientierung fand. Weiter die essenzielle Rolle des heftigen Zitterns und anderer Schutz- und Überlebensimpulse. Durch sie verarbeitete sein Körper die enorme Ladung an Energie, die als Reaktion auf den Unfall in seinem Körper war. Wäre diese Entladung gestoppt oder unterdrückt worden, hätte das mit hoher Wahrscheinlichkeit eine posttraumatische Belastungsstörung nach sich gezogen. Er war sich – aufgrund seines Wissens um die Thematik – bewusst, dass er vor der schieren Kraft der körperlichen Symptome keine Angst zu haben brauchte, sein System wusste, was zu tun war.

Angst, Panik, Depression, körperliche Symptome und Hilflosigkeit sind Merkmale von anhaltendem Stress und Traumata. Unsere angeborene Fähigkeit zur Selbstregulation ist, laut Peter Levine, der Schlüssel zu einem Überleben jenseits ihres brutalen Griffs: Um auf diese Fähigkeit zugreifen zu können, müssten wir die Kapazitäten entwickeln, unangenehmen oder beängstigenden körperlichen Empfindungen und Gefühlen zu begegnen, ohne von ihnen überwältigt zu werden.[20] Seine Erzählung hilft uns zu begreifen, was für gewaltige Kräfte ein potenziell traumatisierendes Ereignis als Reaktion in uns freisetzt. Und wir können vielleicht beginnen zu verstehen, was für allumfassend negative Auswirkungen es für unser ganzes Sein haben kann, wenn diese Urkräfte uns überwältigen und daher in uns »stecken bleiben«.

Egal wie es dir heute geht, welche Baustellen und körperlichen Symptome du hast: Es ergibt einen Sinn, dass es so ist. Du bist nicht kaputt oder falsch. Was du jetzt erlebst, ist eine logische Konsequenz dessen, was du früher erlebt hast.

Jetzt kommt die gute Nachricht: Da ein Trauma nicht das ist, was uns passiert ist, sondern was aufgrund dessen *in* uns geschehen ist, ist es möglich, das Trauma zu integrieren. Das Ereignis selbst ist geschehen und vergangen – daran kann man nichts ändern. Aber die »Rückstände« davon sind allgegenwärtig und genau da können wir ansetzen. Wir können die kraftvolle Weisheit der instinktiven Antworten erfahren und verkörpern, die damals mobilisiert wurden, um eine lebensbedrohliche Gefahr abzuwehren. Auch noch fünf, zehn, 20 oder 50 Jahre nach dem traumatischen Erlebnis.[21]

Ein Trauma ist veränderbar. Heilen ist möglich. Egal was dir zugestoßen ist. Wir können sofort anfangen, mit dem Nervensystem zu arbeiten. Wir müssen auf nichts warten, keine Einsicht, keine Erinnerung, keine Erkenntnis. Wir brauchen nur uns selbst, unseren Körper und diesen Moment.

Nun möchte ich dem etwas hinzufügen: »Selbst« heißt nicht »allein«. Ich möchte dich ermutigen, dich auf deinem Weg begleiten zu lassen. Achte darauf, dass die Angebote »traumainformiert« sind. Informiere dich, recherchiere. Ich selbst wäre nicht, wo ich heute bin, ohne viele verschiedene Menschen, die jeweils ihren Teil beigetragen haben. Und es ist einfach ein schönes Gefühl, begleitet zu sein. Damit du mit der aktiven Arbeit an heilsamer Veränderung und Integration beginnen kannst, werden wir im Folgenden auf sämtliche Zustände deines Nervensystems eingehen. Zudem wirst du durch Selbstbeobachtung herausfinden, wie sie sich bei dir zeigen. Zunächst einmal macht uns der Blick auf das sogenannte Stresstoleranzfenster auf einfache Weise deutlich, wie die natürlichen Regulationsabläufe im Nervensystem aussehen und was hingegen bei Stress und Traumata passiert.[22]

DAS FLEXIBLE, RESILIENTE NERVENSYSTEM

In Abbildung 3 siehst du das Nervensystem durch eine geschwungene Linie dargestellt. Es reagiert auf Stressoren auf natürliche Weise, indem es flexibel bleibt und sich innerhalb des Stresstoleranzfensters auf und ab bewegt. Das ist ganz normal, da das Leben ständig Veränderungen mit sich bringt und unser Nervensystem darauf angemessen reagieren muss.

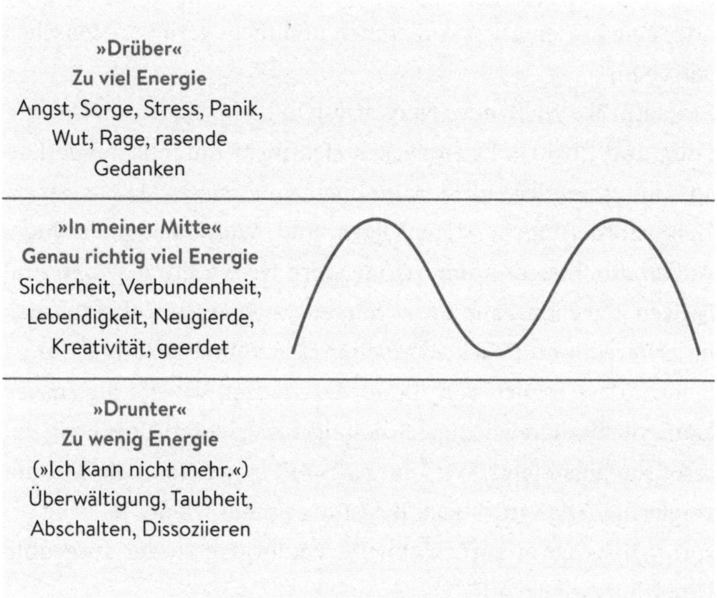

Abbildung 3: Flexibles Nervensystem

Stell dir bitte auch fließende Übergänge zwischen den verschiedenen Bereichen vor: Wenn die Kurve weiter oben ist, fühlst du dich gereizt, bist vielleicht wütend oder gestresst, weil etwas schnell gehen muss und du spät dran bist. Ist die Kurve weiter unten, entspannst du dich vielleicht abends daheim, hast wenig Energie oder bist abgeschlagen. (Aber du bist noch lange nicht ganz »unten«.)

Womöglich war auch ein Gespräch ermüdend, und du merkst, dass du jetzt Ruhe brauchst, um deine Batterien wieder aufzuladen. Oder du siehst aus dem Fenster, alles ist grau, es regnet, und du möchtest dich wieder ins Bett kuscheln. Wir »schwingen« und »schwimmen« im Alltag so dahin, mal aktiviert uns etwas, mal zehrt etwas an unserer Energie. Sehr aufregende Erfahrungen können uns auch stärker als hier eingezeichnet in den Sympathikus katapultieren. Etwa wenn wir in einen Streit verwickelt sind oder eine Präsentation vorbereiten und nicht gern vor Menschen sprechen.

Ein natürlich fließendes Nervensystem ist resilient, anpassungsfähig und flexibel. Es entwickelt sich nicht durch ständige Entspannung, sondern muss dafür auch ein gewisses Maß an Stress, Herausforderungen, Misserfolgen und Widrigkeiten erfahren. Außerhalb unserer Komfortzone, dort, wo wir etwas wagen und Risiken eingehen, kann unser Nervensystem lernen, effektiv auch unter Stress und Druck zu arbeiten. Die Voraussetzung dafür ist jedoch, dass es sich von dieser Aktivierung vollständig *erholen* kann. Bleibt diese wichtige Erholung aus, leidet die Resilienz unseres Nervensystems. Wir können es mit einem Band aus Gummi vergleichen, das auch nach Belastung immer wieder in seine ursprüngliche Form zurückschnellt. Vorausgesetzt, der ausgeübte Druck hört wieder auf.

Die Darstellung des Stresstoleranzfensters verdeutlicht zudem den Unterschied zwischen Stress (oberer Bereich) und Trauma (unterer Bereich): beides ist eine Dysregulation, aber an ganz unterschiedlichen »Orten«. Ein Nervensystem, das natürlich fließt, also ohne die Einflüsse von chronischem Stress und einem Trauma, verbringt einen Großteil der Zeit »in seiner Mitte«. Es besteht ein grundlegendes Gefühl von Sicherheit, Präsenz und Erdung. Und wenn etwas passiert, was es aus der Mitte – dem sprichwörtlichen grünen Bereich – bringt, pendelt es sich danach wieder ein. Wie das besagte Gummiband, das nach einer kurzen Ausdehnung zurück in seine eigentliche Form findet. Viele Nervensysteme sehen aufgrund von prägenden Erfahrungen allerdings anders aus.

DAS STARRE NERVENSYSTEM (BEI CHRONISCHEM STRESS ODER TRAUMA)

Wenn ein Trauma Überwältigung ist, was bedeutet dies für das Nervensystem? Abbildung 4 auf der nächsten Seite verdeutlicht, was wir bereits festgestellt haben: Das Trauma sitzt im Körper. Es wird körperlich wahrgenommen, wir erfahren es über unsere Körperempfindungen: durch die Dysregulation und ihre Symptome. Damit gehen auch bestimmte Gefühle, Gedanken und Handlungsmuster einher.[23] Wie du in der Abbildung erkennen kannst, schnellt das Nervensystem ständig nach oben und unten. Es verbringt kaum Zeit in der Mitte, im »grünen Bereich«.

In traumatisierten oder chronisch gestressten Nervensystemen finden wir oftmals ein hohes Maß an Ängsten, Ruhelosigkeit, Katastrophengedanken und Hyperaktivität vor. Die Gedanken überschlagen sich, ein- und durchschlafen fällt schwer, und es besteht ein unablässiges Gefühl von einer Gefahr, die irgendwo lauert.

Sind wir übererregt, befindet sich unser Nervensystem im sympathischen Zustand. Das ist der obere Bereich über dem Toleranzfenster. Wir sind »drüber«, es ist zu viel Energie im Körper. Hier wohnen auch Aggressivität und Panik.

Das Gegenteil bildet der dorsal-vagale Zustand. Dort, in der Überwältigung, sitzt das Trauma. Es ist der Bereich unterhalb des Toleranzfensters. Hier finden wir das »zu viel, zu schnell« und auch das »zu wenig für zu lange«. In diesem Zustand der Dysregulation erleben wir eine Schwere und Taubheit, hier wohnen auch Dissoziation, Hoffnungslosigkeit und Depression.

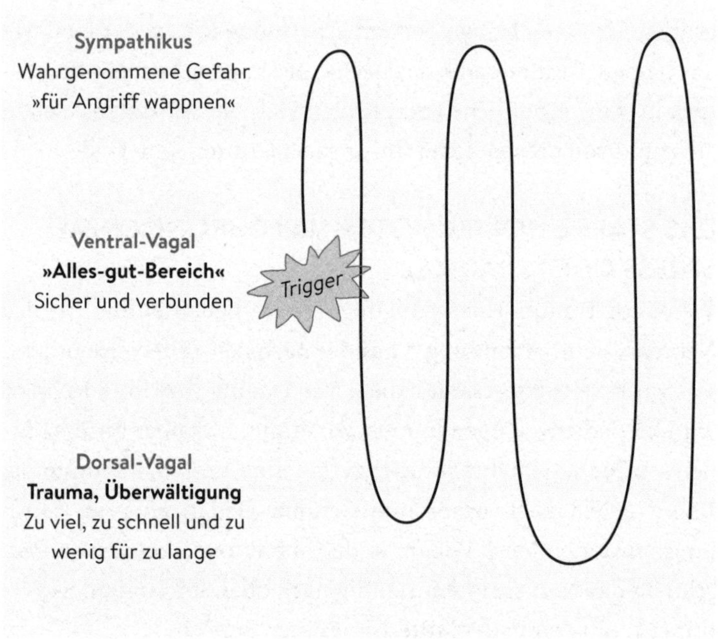

Abbildung 4: Wie wir ein gespeichertes Trauma im Körper erkennen – traumatisiertes Nervensystem in den Zuständen der Dysregulation

Sind Menschen wiederholt in diesem Zustand, ist das ein Hinweis dafür, dass wir es mit im Körper gespeichertem Trauma zu tun haben. Bessel van der Kolk zufolge ist »Dissoziation die Essenz von Trauma«[24].

Du siehst: Das Nervensystem reagiert, als würde eine echte Gefahr im Hier und Jetzt bestehen. Es ruft »Alarm, Alarm!«, selbst wenn eigentlich nichts da ist, was eine Dysregulation auslösen müsste. Statt die aktuelle Situation genau zu betrachten, greift es auf vergangene Erfahrungen zurück und überträgt diese auf das, was gerade geschieht. Das heißt, es geht für unser Nervensystem einzig darum, wie etwas zu sein scheint und nicht darum, wie es wirklich ist. Dieser Punkt ist überaus wichtig, wenn wir es besser verstehen wollen.

Das natürliche Design unseres Nervensystems ist auf Flexibilität ausgelegt. Es ist dafür geschaffen, dass wir zwischen verschiedenen Zuständen hin- und herschwingen können, um auf die Herausforderungen des Lebens angemessen zu reagieren. Es ist nicht darauf ausgelegt, dauerhaft im Überlebensmodus »stecken zu bleiben« und immer wieder dorthin zurückzukehren. Wenn wir es jedoch mit einem Trauma zu tun haben, kann genau das passieren. Dieses Steckenbleiben zeigt sich oft in drei unterschiedlichen Formen:

1. Es kann sein, dass wir in einer ständigen sympathischen Aktivierung landen und chronischen Stress erleben. Hier finden wir zum Beispiel Angststörungen und Panikattacken.
2. Oder wir finden uns dauerhaft in einer dorsal-vagalen Überwältigung wieder. Hier wohnen unter anderem Depression und Dissoziation.
3. Das dritte Traumamuster ist ein ständiges Hin und Her zwischen zu viel und zu wenig Energie, also zwischen dem sympathischen und dorsal-vagalen Zustand. Dieser Kreislauf äußert sich durch Phasen von Stress, gefolgt von Überwältigung, die wiederum in Erschöpfung und ein Abschalten übergehen – nur um danach erneut in Stress zu münden.

Beispiel: Silkes Traumamuster

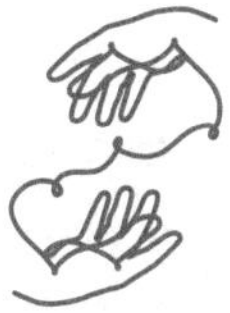

Silke fällt es schwer, morgens aus dem Bett zu kommen. Am liebsten würde sie gar nicht aufstehen und für immer liegen bleiben. Wenn sie sich dann endlich aufrafft, ist sie so spät dran, dass sie wahnsinnig gestresst ist – eine selbst injizierte Adrenalin-Spritze. Silke erzeugt so unbewusst genug Druck, um sich aus ihrem dorsal-vagalen Kollaps herauszuziehen. Ihr starker Koffeinkonsum unterstützt sie dabei, in diesem »zu viel« von Energie zu bleiben. Das braucht sie, um nicht zusammenzusacken. Sie startet mit der Arbeit an Projek-

ten erst kurz vor der Deadline. Es ist typisch für Silke, bei jeder Abgabe bis zum letzten Moment zu warten. Außerdem ist sie notorisch zu spät bei Terminen und immer in Eile. Sie hetzt durch ihr Leben. Wenn Silke abends nach Hause kommt, fragt sie sich oft, wie sie überhaupt heimgekommen ist und wo sie ihr Auto geparkt hat. Dissoziation, also nicht präsent sein und im übertragenen Sinne »den Körper verlassen«, ist ein typisches Symptom der Dysregulation im dorsal-vagalen Zustand. Sie verdeutlicht die Unverbundenheit, die mit einem solchen Überlebensmodus einhergeht.

Für mich war die Auseinandersetzung mit diesem Thema essenziell, um meine eigenen starken Gefühle, Angstzustände und Dysregulation zu verstehen.

Beispiel Jeannine: Liebe und chronische Anspannung

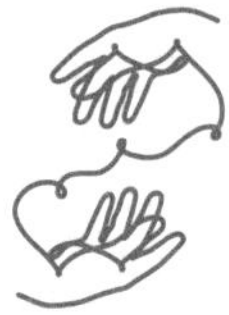

Mein Vater war bereits vor meiner Geburt schwer chronisch krank. Die Ärzte sagten, er habe nur noch ein paar Jahre zu leben. In dieser Zeit wurde ich geboren. Meine Mutter lebte in ständiger Angst und Sorge um meinen Vater. Wie hätte sie nicht? Das ist nur menschlich. Es geht nicht darum, irgendetwas zu verurteilen. Vielmehr geht es darum zu sehen, was war. Weil es ein junges Nervensystem prägt, wenn es in einem solchen »Angstklima« aufwächst – es verändert.

Herauszufinden, dass diese jahrelange, chronische Anspannung der Nervensysteme der wichtigsten Bezugspersonen meiner Kindheit, meiner Eltern, einen Einfluss auf den Zustand meines eigenen Nervensystems hatte, war übrigens gar nicht so einfach. Wenn ich fragte – und das tat ich mehr als einmal –, ob da irgendwas zu der Zeit war: »Ich habe das Gefühl, ich weiß oder sehe irgendetwas nicht, was aber wichtig ist«, hörte ich nur: »Hm, nein, uns fällt nichts ein. Wir hatten es schön!« Meine Eltern antworteten nicht auf diese Weise, um etwas zu verschleiern oder meinen Prozess zu verlangsamen. Es war ihre Wahrheit. Wenn Menschen kein Bewusstsein für Entwicklungstraumata haben, kann etwas äußerst Prägendes, wie eben chronischer Stress und ein ständig aktiver Alarm, auch ohne Absicht schlichtweg übersehen werden. Ich habe durch die chronische Krankheit meines Vaters und der daraus hervorgehenden Belastung für das Familiensystem zu lange zu wenig grundlegende Sicherheit erfahren: »zu wenig für zu lange«.

DEINE ERFAHRUNG IST VALIDE: IM GESPRÄCH MIT MEINEN TEILEN

Ein Trauma ist etwas zutiefst Individuelles. Jede prägende Erfahrung verdient es, gesehen zu werden. Deine persönlichen Empfindungen und Gefühle dazu sind absolut gültig und wertvoll. Das Weiterkommen liegt im Anerkennen, Akzeptieren und Fühlen, wobei der dritte Punkt sanft, langsam und achtsam geschehen sollte. Vielleicht ist in dir aber eine Stimme, die dir sagt, dass das, was dir passiert ist und was dich geprägt hat, »ja nicht so schlimm ist« und dass »andere es viel schlechter haben«. Wenn wir wirklich voranschreiten möchten, ist es wichtig, unsere Erfahrungen nicht zu ignorieren. Stattdessen sollten wir anerkennen, dass das, was uns geprägt hat, vermutlich nicht ausschließlich positiv war.

Manchen Teilen in uns wird es vermutlich nicht gefallen, wenn wir das, was uns geprägt hat, nicht (mehr) wegwischen, sondern hinsehen: wenn wir beginnen, uns dem zu stellen. In einem unserer Bücher haben Sandra Teml-Wall und ich ausgeführt: »Wenn wir sehen, was war, kann das Beste in uns aufstehen.« Wir dürfen milde zu uns selbst sein, wenn wir Widerstand bemerken, und uns nicht gegen diese Teile stellen, die dann laut werden: Alles darf sein. Ich möchte dich einladen, diesen Gedanken für dich zu erkunden: »Jede Stimme in mir hat ihren Platz. Egal ob sie freundlich zu mir ist oder nicht, es gibt einen Grund, warum sie da ist.« Ein erster heilsamer Schritt kann darin bestehen, diese Stimmen als »nicht ich« zu erkennen. Ein zweiter Schritt ist, ihnen einfach »sein« zu erlauben – ohne Widerstand und ohne Zustimmung. Das bedeutet nicht, dass du ihnen jederzeit Raum geben oder ihnen immer Gehör schenken musst. Vielmehr geht es darum, eine neutrale, beobachtende Haltung einzunehmen.

Ich stelle mir das gern so vor: Mein Selbst, mein »Hauptteil«, mein Wesenskern sitzt ruhig und geerdet in der Mitte. Dort finde ich Präsenz, Stabilität und ein Gefühl von »alles ist gut«. Rund um mich herum jedoch geht es turbulent zu: Da sind viele Stimmen, viele unterschiedliche Teile, jeder mit einer eigenen Meinung, der eine klingt anders als der nächste und der übernächste wieder anders. Sie sind unterschiedlich alt, mal leise, mal laut, und nehmen mal mehr, mal weniger Raum ein. Manche sind nervös, ängstlich, wütend oder überfürsorglich, andere trauern, einige sind ausgelassen, eine Handvoll träumerisch – unter ihnen ist so ziemlich alles zu finden, was ich mir vorstellen kann.

Wenn ich über meine Geschichte nachdenke und reflektiere, was mich geprägt hat, würde sich ein kritischer Teil zu Wort melden und so etwas sagen wie: »Ach was, andere haben es viel schlimmer! Du hast überhaupt keine Berechtigung, darüber nachzudenken. Stell dich nicht so an!« Am Anfang meiner Reise habe ich ihm geglaubt. Ich habe das, was er sagt, als absolut nachvollziehbar und richtig empfunden. Fast so, als hätte *er* sich in die Mitte gesetzt. Dorthin, wo mein »echtes Selbst«, mein Wesenskern, sitzt. Dieser Anschein kann entstehen, wenn ein Teil sehr laut wird. Aber Teile können nicht die Mitte einnehmen, denn dieser Platz gehört immer mir – meinem Selbst. Und bei dir bist das immer du. Selbst wenn es manchmal im Inneren so heftig stürmt, dass wir es kaum glauben können. Dieses Selbst ist unantastbar und immer da.[25] Unsere Teile plappern nur manchmal ganz schön laut.

Auf meinem Weg erkannte ich, dass dieser kritische Teil, der scheinbar darauf aus ist, mich kleinzumachen, nicht »recht« hat. Deshalb habe ich ihn ab diesem Moment zunächst einmal abgelehnt. Wenn er sich meldete, sagte ich ihm: »Halt die Klappe, du hast doch keine Ahnung!« Ich hatte richtig erkannt, dass der Teil nicht die objektive Wahrheit vertrat, sondern einfach seine Meinung sagte. Allerdings veranlasste mich das, wütend auf ihn zu sein und ihn wegzuschieben. Es war ein *anderer* Teil, der in mir laut wurde und nun antwortete. Ein Revoluzzer. Einer, der endlich gehört werden wollte. Mein wahres Selbst erkennt jetzt – im Hier und Heute –, dass beide Teile, von denen ich dir erzähle, letztlich nur versuchen, mich zu schützen. Jeder hat seine eigenen Motive, und jeder möchte aus seiner ganz individuellen Perspektive heraus mein Bestes.

Alles, was diese Teile kennen, ist Ablehnung. Wie oft begegnen wir inneren Stimmen mit einem »Das will ich jetzt nicht hören« oder »Nicht schon wieder dieser doofe Glaubenssatz!«. Die Haltung, die ich heute einnehme und die ich auch dir vorschlagen möchte, ist hingegen eine liebevolle, akzeptierende, inklusive – weil sie enorm hilfreich ist für die Arbeit, die wir hier machen. Geben wir diesen Teilen das Gegenteil von dem, was sie schon kennen, können sie sich endlich entspannen. »Ich höre dich. Ist schon okay. Du wirst sehen, wir machen das schon. Vertraue mir einfach. Wir gehen unseren Weg.« Schlicht da sein zu dürfen, kann unsagbar heilsam sein. Wenn wir unseren Teilen zuhören, sie umarmen und lieben, erlaube ihnen das, zu heilen und sich zu transformieren, genau wie es das mit Menschen tue, erklärt Richard Schwartz, der Begründer des Systems der Inneren Familie (IFS).[26] Es ist ein Abschnitt unseres Weges zu radikaler Selbstakzeptanz und -annahme. Selbstliebe ist nur möglich, wenn ich auch jene Stimmen in meinem

Kopf annehme, die ich nur ungern höre. Jede einzelne hat einen sehr guten Grund, warum sie da ist – ausnahmslos.
IFS lehrt uns, dass wir alle einen unerschütterlichen, immer verfügbaren, klaren, sicheren Wesenskern haben. Egal wie es uns geht und was in oder um uns herum los ist, der Kern bleibt bestehen. Schwartz nennt es das »Selbst«. Für mich bedeutet das: ich, in meiner Mitte und in einem Zustand guter Regulation. Es ist mein erwachsenes Ich. Ein Ich, das in der Lage ist, alle jüngeren Anteile da sein zu lassen, anzunehmen und zu umarmen, wie Kinder. Immer wenn wir durch aktive Regulation mehr Sicherheit in unser Nervensystem einladen, beeltern wir uns selbst nach. Mit unseren Teilen machen wir es ebenso: »Du darfst hier sein, genau so, wie du bist.« Und ebendieses »Nachbeeltern« ist das, was Heilung bringt. Wir lernen, uns selbst zu halten. Mit allem, was da ist, mit jeder Aktivierung und jedem Gefühl. Wir nehmen uns *ganz* an. Damit sind wir selbst vielleicht die ersten Menschen in unserem Leben, die das tun.

»LADE EINFACH MEHR FREUDE EIN!«: VON SCHÖNWETTER-MINDSET-TIPPS

Vielleicht hast du wie Silke, deren Traumamuster wir kennengelernt haben, und viele andere Menschen, die sich in ähnlichen Mustern wiederfinden, auch schon zahlreiche gut gemeinte Ratschläge erhalten. Wenn Menschen aber weder traumainformiert sind noch über die Arbeitsweise unseres Nervensystems Bescheid wissen, schaden solche Tipps mitunter mehr, als sie nützen. Auch wenn die Person, von der sie kommen, gute Erfahrungen damit gemacht hat: Was für den einen ein wichtiger Schritt auf seinem Weg war, kann für den anderen einen zusätzlichen Felsbrocken darstellen, den er zunächst beiseiterollen muss, bevor er weitergehen kann. Was davon hast du schon gehört?

- » Du brauchst mehr Freude in deinem Leben.
- » Wende dich deiner beruflichen Bestimmung zu.
- » Ändere dein Mindset.
- » Manifestiere es dir einfach.
- » Schreibe positive Affirmationen.

Die Liste ließe sich wahrscheinlich noch endlos fortsetzen. »Deine Gedanken erschaffen deine Realität« – wie oft habe ich diesen Satz schon gelesen und mir gedacht: »Ja, das ergibt einen Sinn. Ich will anders denken.« Und doch veränderte sich wieder nichts. Es sind gut gemeinte Ratschläge, die erfahrungsgemäß jedoch Menschen, die sich häufig in der Dysregulation wiederfinden, nur noch mehr unter Druck setzen. Scham und das Gefühl zu versagen, wenn man nicht einfach andere Gedanken denken und sein Traumleben manifestieren kann, gesellen sich dazu.

Wichtig ist, dies zu wissen: Unser Zustand erschafft die Geschichte, die wir uns selbst erzählen. Oder kurz und prägnant: *»state creates story«*. Das lehrt uns die Polyvagal-Theorie. Alles, was wir in unserem Nervensystem erleben, beeinflusst direkt unser Denken. Im Zustand der Regulation können wir unseren Gedanken vertrauen, da keine gefühlte Gefahr im Anmarsch ist und wir auch nicht überwältigt werden. Unsere Gedanken spiegeln diesen gut regulierten Zustand wider und klingen beispielsweise so: »Ich bin fähig. Es geht mir gut. Ich bin gern hier. Ich schaffe das. Ich habe Zeit.«

In der Dysregulation tragen unsere Gedanken jedoch nicht zu unserem Wohlbefinden bei. Befinden wir uns in diesem Zustand, ist es noch dazu ihre Aufgabe, uns unbedingt in der Dysregulation zu halten oder sie sogar zu verstärken. Das ergibt einen Sinn: Wären wir wirklich in Gefahr, wäre dies ein wichtiger Aspekt, um die Chancen für unser Überleben zu erhöhen. Gute und schöne Gedanken zu haben, könnte uns möglicherweise unaufmerksam machen. Das kann unser Nervensystem aus seiner Perspektive auf gar keinen Fall zulassen.

Gebetsmühlenartig Affirmationen aufzusagen, die überhaupt nicht zu deinem tatsächlichen Zustand passen, führt zudem zu »kognitiver Dissonanz«. Das bedeutet, dass sich ein innerer Widerspruch aufbaut, weil dein Geist die Unstimmigkeit zwischen deinen Aussagen und dem, was du tatsächlich empfindest, wahrnimmt. Bist du zum Beispiel ängstlich oder gestresst und sagst du dir immer wieder: »Ich bin ruhig und entspannt«, *gaslightest* du dich daher selbst. Du verneinst deine eigene Realität. Damit Affirmationen »landen« können, gilt es, dich zuerst in einen besser regulierten Zustand zu bringen.

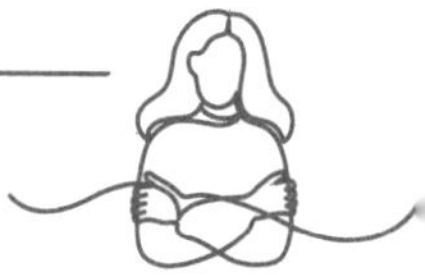

GESUNDEN ABSTAND ZU DEN GEDANKEN HALTEN

Es gibt selbstverständlich einen Weg, mit deinen Gedanken zu arbeiten, ohne die Dysregulation weiter zu verstärken. Der erste und wichtigste Schritt ist zu bemerken, dass du dysreguliert bist. Dann kannst du dir selbst sagen: »Ich bemerke, den Gedanken zu haben, dass ...«, und danach formulierst du den Gedanken.

So bringst du Abstand zwischen dich und deine Gedanken. Du distanzierst dich ein Stück weit von ihnen, machst deutlich, dass du nicht mit ihnen identisch bist, und nimmst ihnen so etwas von ihrer Macht. Danach wendest du dich einer besseren Regulation zu, indem du bei dir selbst »eincheckst« und dein Nervensystem mit einer zu deinem Zustand passenden Übung regulierst. In Regulation verschwinden negative Gedankenspiralen.

Die Wahrheit ist: Du kannst versuchen, deine Gedanken zu ändern, so viel du willst. Solange dein Körper sich in einem Zustand der Überwältigung befindet, wird das nur noch mehr davon anziehen. Dabei ist kein Ratschlag in der obigen Liste an sich schlecht. Für traumatisierte Nervensysteme stimmt vor allem die Reihenfolge nicht. Sie beginnen nicht mit dem Einladen von Freude, sondern konzentrieren sich zunächst auf den Aufbau einer stabilen Basis, die auf drei Säulen fußt. Diese schauen wir uns nun an.

NEUVERKABELUNG: WAS EIN ÜBERWÄLTIGTES NERVENSYSTEM WIRKLICH BRAUCHT

Nervensysteme, die häufig dysreguliert sind, benötigen etwas anderes als solche, die in der Regel gut reguliert sind. Dieses »Andere« ist nicht schwer zu finden – man muss einfach wissen, was es ist, um sich selbst das zu geben, was bisher gefehlt hat. Für unsere Neuverdrahtung müssen wir:

1. zuerst die Überwältigung ansprechen,
2. danach den Stress im Sympathikus und
3. schließlich lernen, mehr von der Aktivierung (der schönen und auch der unschönen) zu halten.

1. SICHERHEIT

Die Grundlage ist Sicherheit – das ist der erste Schritt. So einfach und doch so entscheidend. Überwältigung erfordert Sicherheit, um zu weichen, und in einem dauerhaft dysregulierten Nervensystem gibt es keine oder zu wenig. Wenn du feststellst, dass du dich stets im dorsal-vagalen Zustand befindest, dann ist Sicherheit etwas, das in deiner Vergangenheit auf einem fundamentalen Level gefehlt hat. Das zu erkennen, kann wehtun. Du musst nicht alles auf einmal für deinen Prozess erkennen und dem Gefühl direkt nachgehen. Das wäre wahrscheinlich »zu viel, zu schnell«. Wir gehen einen Schritt nach dem anderen, langsam und nachhaltig. Lass dich auf der Reise begleiten, es gibt Menschen, die dir beim »Tragen« helfen können. Das ist wohltuend. Und sag deiner Begleitung, dass du gerade lernst, dein Nervensystem zu regulieren, um mehr Sicherheit in dir selbst zu etablieren und danach die Kapazitäten für alle möglichen Aktivierungen aufzubauen: für die schönen und die unangenehmen.

Sicherheit zu etablieren, ist wie gesagt immer der erste Schritt. Denn wenn wir uns nicht sicher fühlen, wie können wir dann Freude, Lebendigkeit, Abenteuer oder Verbindung erleben? Wenn wir uns mit Druck dazu bringen wollen, glücklich zu sein – vielleicht noch dazu begleitet von lauten Teilen, die uns Dinge sagen, wie: »Ich sollte glücklich sein! Ich habe es doch gut. Was stimmt nicht mit mir?!«, kreiert das nur noch mehr Trennung, Druck und Stress. Das kann eine Dysregulation zusätzlich befeuern. Dein Kopf sagt: »Ich muss Glück empfinden. Lass mich schöne Gedanken haben!«, doch der Körper sagt: »Aber ich fühle mich nicht sicher.«
Meine Empfehlung: Lass die Schönwetter-Tipps bei jenen, bei denen eh schon die Sonne scheint. Wir bauen zunächst mal deine eigene Sonne, bevor wir auch nur daran denken, mit Affirmationen um uns zu werfen.

2. UNTERSTÜTZUNG

Der zweite Schritt ist Unterstützung. Was brauchen wir, wenn wir gestresst sind? Was würde unseren Zustand verbessern? Wenn du wüsstest, dass du Unterstützung hast und einen Teil des Stresses abgeben kannst, weil du es nicht allein schaffen musst – würde dieser riesige Ballen an Stress dann vielleicht zu einer viel leichter bewältigbaren Aufgabe oder Herausforderung werden? Stell dir eine Unterstützung vor, auf die du dich wirklich verlassen kannst. Wie würde sie das erlebte Level an Stress beeinflussen?
Menschen, die in ihrer Kindheit keine sicheren Bindungserfahrungen gemacht haben, leben mit einer verkörperten, in ihrem Inneren gespeicherten Erfahrung von »Ich werde nicht unterstützt«. Deshalb ist Unterstützung ein entscheidender Schritt, um aus den Mustern herauszukommen, die chronischer Stress und Traumata hinterlassen.

3. KAPAZITÄTEN AUFBAUEN

Wenn wir nervensysteminformiert arbeiten möchten, geht es nicht darum, den ganzen »Eimer« an Emotionen auf einmal auszuschütten, in unseren Gefühlen zu baden oder gar in der Welle unterzugehen. Das wäre ein Zuviel an Aktivierung, dem wieder Überwältigung folgt. Wir wollen es »tröpfchenweise« angehen, in einer Menge und einem Tempo, die unser Körper gerade noch verkraften kann, ohne überfordert zu werden. Dr. Peter Levine nennt dieses tröpfchenweise Vorgehen Titration. Immer ein bisschen, und dann noch ein bisschen – spüren, fühlen, wahrnehmen. Dadurch kann ein wenig von der in uns gespeicherten Aktivierung für einen Moment da sein und den Raum bekommen, den sie braucht, damit sie gefühlt und »abgeschlossen« werden kann. Wenn wir bei jedem Hinspüren gerade so viel in unserem System wahrnehmen, dass wir es noch halten können, und darauf dann aktive Regulation folgen lassen, pendeln wir hin und her. Wir wenden uns zuerst für einen kurzen, tolerierbaren Moment der wahrgenommenen Aktivierung zu – das ist der Teil, der die sogenannte Trauma- beziehungsweise Stressenergie hält. Danach wenden wir uns davon ab und hin zu einer Energie, die es uns erlaubt, uns sicher zu fühlen. Nenn sie gern »Heilenergie«, wenn dir der Ausdruck gefällt. Ein Ort in uns, an dem es »gut« ist, ein Körpergefühl, von dem keine empfundene Gefahr für uns ausgeht. Dieses Hin- und Herpendeln wird als Pendulation bezeichnet und ist notwendig, um all das, was in uns ist, auf eine titrierte Weise – also in kleinen Mengen – wahrzunehmen.

So bauen wir nach und nach die Kapazitäten auf, um mit Aktivierungen umzugehen, mit ihnen zu sein. So oft lesen oder hören wir, dass es darum geht, irgendetwas »loszulassen«. Doch das ist ein Missverständnis. Wenn wir davon sprechen, Kapazitäten aufzubauen, dann brauchen wir diese nicht, um etwas loszulassen, sondern um etwas *da sein* zu lassen! Wir erbauen uns selbst einen Container, werden sozusagen zu diesem Container, der all diese Aktivierungen halten kann – und auch sich selbst, selbst bei starken Gefühlen und unangenehmen Körperempfindungen. Das Ziel ist es, im Körper zu bleiben, »mit ihm« zu sein, und nicht getrennt von ihm.

WIE WIR MIT GEFÜHLEN UMGEHEN – ANSTATT SIE ZU »UMGEHEN«

Wenn etwas gefühlt werden will, wird es sich immer wieder Wege suchen, um an die Oberfläche zu kommen, bis es gefühlt wurde. Das liegt daran, dass die Emotionen in unserem Körper eine hormonelle »Aufladung« mit sich tragen. Damit diese sich auflösen kann, muss sie einen Weg finden, sich zu entladen. Die Emotion darf nicht hinuntergedrückt werden, sondern muss an die Oberfläche. Sie will wahrgenommen und gefühlt und in irgendeiner Form ausagiert werden. Geschieht das nicht, bleibt sie in uns und wir in einer physiologischen Anspannung stecken. Emotionen sind, wenn man so will, *»e(nergy in)motion«*, also Energie in Bewegung. Verwehren wir ihnen diese Bewegung, stecken sie fest.
Es geht also darum, mit unseren Gefühlen, Körperempfindungen und so weiter den richtigen Umgang zu finden. Die Traumaexpertin und Somatic Experiencing Practitioner Brittany Piper benennt hierzu die »4 E der Emotionen«: *emerge, experience, express, expel.* Das ist der Kreislauf, den eine Aktivierung durchlaufen muss, damit sie vollständig wahrgenommen und gefühlt wird – ohne stecken zu bleiben und so zur Dysregulation beizutragen.

1. **Emerge**/Hochkommen: Ein Gefühl entsteht im Körper, beispielsweise Angst.
2. **Experience**/Erfahren: Wir erlauben dem Gefühl, gefühlt zu werden, und nehmen wahr, was im Körper und emotional vor

sich geht. Beispiele hierfür sind flache Atmung, Anspannung in der Brust und im Nacken, Reizsensitivität, Kribbeln, Unruhe, rasende Gedanken.

3. **Express**/Ausdrücken: Ein natürlicher Impuls oder Ausdruck entsteht als Reaktion auf das körperlich Wahrgenommene. Wir folgen dem, was von der wahrgenommenen Emotion verlangt wird, etwa indem wir uns bewegen, weinen oder schütteln.
4. **Expel**/Entladen: Während wir die Emotion ausdrücken *(express)*, entlädt der Körper die Aufladung von Stresshormonen wie Adrenalin und Cortisol.

Bekommen unsere Gefühle den nötigen Raum, können sie von selbst wieder gehen – zusammen mit den Stresshormonen, die sonst im Körper verbleiben und früher oder später Unruhe stiften würden. Das bewusste Wahrnehmen und Fühlen von dem, was in uns ist, kann eine wesentliche Veränderung für unsere psychische und physische Gesundheit sein. *Experience* heißt also, wir erlauben uns, die Aktivierung zu erfahren. Dieser Schritt ist weder klein noch selbstverständlich! Insbesondere wenn wir daran denken, dass viele von uns den bewussten Umgang mit Emotionen nie erlernt haben.

Menschen, die Aktivierungen in ihrem Inneren wahrnehmen und wissen, dass man sie nicht ignorieren oder beiseiteschieben sollte, tendieren mitunter dazu, sie sofort ausdrücken zu wollen. Wenn wir beispielsweise merken, dass Angst in uns ist, dann kommen wir vielleicht auf die Idee, laut zu schreien oder mit voller Wucht auf ein Sofa einzuschlagen. Dann wären wir aber bereits bei *express*, dem Ausdruck der Emotion. Wir hätten den wichtigen Punkt, sie wirklich zu erfahren, versäumt. Die Ressourcen in diesem Buch sind nicht dafür gedacht, sofort in ein »Oje, ich spüre Angst, also schüttle ich mich schnell drei Minuten wild, damit das Gefühl weg-

geht!« zu verfallen. Denn unser »Container« und unsere Kapazitäten wachsen nur, wenn wir die Emotion in uns erlauben.
Ein Bild dazu, das die Problematik gut veranschaulicht: Stell dir vor, du buddelst ein kleines Loch in die Erde. Wenn du nun deine Emotion in Form von Wasser hineinschüttest, ist das Loch rasch gefüllt und läuft über. Es kann einfach nicht viel davon halten, da es zu klein ist. Das heißt aber nicht, dass die Emotion zu groß ist. Das Loch ist zu klein. Wenn wir das Spüren überspringen und sofort handeln, ist es, als würden wir das Wasserloch hastig mit einer Schaufel ausschöpfen, damit das Wasser schnell verschwindet. So verhindern wir aber, dass es nach und nach versickern und das kleine Loch größer werden kann. Nach jeder gefühlten Aktivierung ein bisschen mehr. Ein größeres Loch fasst mehr Wasser, bietet mehr Kapazität. Indem wir mit dem sind, was sich zeigt, statt es sofort loswerden zu wollen, schaffen wir Raum, das Gefühl zu tolerieren. Dafür tauchen wir metaphorisch die Zehen in die Emotion, aber nur ein wenig. Da ist sie wieder, die Titration: tröpfchenweise.
Das »Experiencen« kann uns herausfordern, wenn wir nie gelernt haben, auf eine gesunde Weise mit dem, was in uns ist, umzugehen. Wir lernen es jetzt, sind so milde und geduldig wie möglich mit uns und erwarten keine Perfektion. Es ist hilfreich, wenn du weißt, mit welchen Werkzeugen und Ressourcen du dein Nervensystem unterstützen kannst, *nachdem* du in dich hineingespürt und etwas von dem, was in dir ist, *experienced* hast. Wir »pendeln« hin zu der Aktivierung und wieder weg von ihr und erhalten so die ganze Zeit über das notwendige Maß an gefühlter Sicherheit.
Schritt zwei und drei, also *express* und *expel*, bezeichnen das angemessene Ausdrücken der Emotion, bei dem auch die Stresshormone Adrenalin und Cortisol ausgestoßen werden können. Es geht darum, so zu handeln, wie es die Aktivierung gerade von uns verlangt. Darum, etwas mit ihr zu tun. Je nach Intensität benötigt dein

System vielleicht ein wenig Bewegung oder auch sehr viel davon. Wir ermöglichen also eine angemessene, zur Aktivierung passende Entladung. Mehr darüber erfährst du im Kapitel »Erfolgreich regulieren ist nicht schwer« (Seite 197).

Wenn du mehr Kapazitäten entwickelst, nach und nach mehr Emotionen zu halten, wirst du das selbst bemerken. Oft denke ich an eine Klientin, die während meines Kurses »Lebend/Ich« in die Community schrieb, dass sie die großen, positiven Gefühlsäußerungen ihres Sohnes endlich nicht mehr triggern würden. Sie könne sich nun mit ihm mitfreuen, ein für sie tief berührender, bewegender Erfolg. Sie schrieb: »Mit 43 Jahren verstehe ich endlich, was es heißt, unbändige Freude zu fühlen.« Es rührt mich so sehr. Spürst du, wie groß das ist, was wir hier bewegen? Auf dem Weg zu einer größeren Kapazität für Aktivierungen stellst du regelmäßig eine Verbindung zu deinem Körper her und lernst, was du gerade brauchst, um dich besser zu fühlen. Du beginnst, dich auf somatische Weise angemessen um dich zu kümmern und dich somit selbst in einen besser regulierten Zustand zu bringen. Plötzlich nimmst du Impulse wahr, die dich vielleicht zunächst überraschen.

Deine Körperempfindungen enthalten wertvolle Hinweise darauf, was dein System gerade benötigt, um mehr Sicherheit zu empfinden. Nutze sie für deine Orientierung und verhilf dann deinem System durch aktive Regulation zu mehr Ausgeglichenheit.

Genauso wie wir Emotionen nicht sofort »rausschütteln« wollen, geht es nicht darum, ein Trauma aus dem Körper zu verbannen. Wir haben uns nicht bewusst dafür entschieden, und wir können es nicht durch den bloßen Vorsatz loswerden. Das Trauma ist da, weil etwas nicht sicher war. Sein ganz eigener, unabhängiger Mechanismus ist in uns aktiv. Er offenbart sich in unserem So-Sein, das wir angenommen haben, um zu »überleben«. Das ist auch der

Grund, warum ein Trauma überhaupt »bleibt«: Es kümmert sich immer noch um unser Überleben.

Wenn wir es integrieren möchten, gelingt das nicht, indem wir uns dagegen wehren, es ablehnen oder krampfhaft versuchen, es loszuwerden. Auch nicht, indem wir uns zwingen, so viel vermeintliche »Freude« zu spüren, dass alles andere übertönt wird. Das würde nur als erneute Gefahr wahrgenommen werden und der Griff des Traumas würde sich verstärken. Es geht darum, mit unserem Inneren so zu arbeiten, dass wir mehr Raum für Sicherheit schaffen. Wenn diese Grundlage entsteht, kann unsere innere Wahrnehmung erkennen, dass das Trauma und die Schutzmuster, die es einst hervorgebracht hat, nicht länger notwendig sind.

Nicht wir sind es, die das Trauma und seine Muster loslassen. Es ist umkehrt: Das Trauma kann seinen Griff lockern, wenn wir unsere Kapazitäten für jede Art von Aktivierung erweitern und so länger und öfter in einer besseren Regulation sind. Beinahe als würde es sagen: »Ich sehe, du brauchst mich nicht mehr.«

Wir schaffen nach und nach mehr innere Sicherheit, lernen uns selbst besser zu unterstützen und steigern unsere Fähigkeit, dem, was uns das Leben bietet, gestärkt zu begegnen. Wir erweitern unsere Kapazität fürs Spüren und Fühlen und lernen, mit allem umzugehen – sowohl mit dem Schönen als auch mit dem Unschönen. Aktive Nervensystemregulation ist wie Magie – nur real.

DEINE PERSÖNLICHE SPEZIALEINHEIT IM EINSATZ

RAUF UND RUNTER AUF DER AUTONOMEN LEITER

Die »autonome Leiter« nach Deb Dana bietet eine wunderbare Unterstützung, wenn es darum geht herauszufinden, in welchem Zustand wir uns gerade befinden. Haben wir einmal ein »Zustandsbewusstsein« etabliert, wird es für uns wesentlich einfacher, uns genau das zukommen zu lassen, was unser Nervensystem braucht. In den folgenden Abschnitten beschäftigen wir uns eingehender mit den Aspekten des Nervensystems, die wir bereits bei den Ausführungen zum Trauma kennengelernt haben: Wir widmen uns dem ventral-vagalen Komplex, dem Sympathikus und dem dorsal-vagalen Komplex. Es lohnt sich, tief in die Materie einzutauchen! Sobald wir die Zusammenhänge verstehen, können wir dieses Wissen in jedem Moment unseres Lebens nutzen. Es bildet die Grundlage für eine gesunde Regulation des Nervensystems, die wir hier gemeinsam erlernen. Ein verlässliches Framework, auf das wir jederzeit zurückgreifen können. Wenn wir uns intensiv mit diesen Inhalten auseinandersetzen und aktiv mit unserem Nervensystem arbeiten, werden wir die verschiedenen Zustände schon bald so gut kennen, dass wir sie sogar im Schlaf unterscheiden können. So werden wir immer wissen, was in jedem Moment nötig ist und was wir brauchen, um uns besser zu fühlen.

Das Stresstoleranzfenster (Seite 87) ist ein hilfreiches Modell, um zu veranschaulichen, wie ein Nervensystem im natürlichen Zustand schwingt und was bei chronischem Stress oder Traumata geschieht. Du erinnerst dich an die übermäßige, steile Kurve, die unaufhörlich hin- und herschnellt, ohne im entspannten Zustand verweilen zu können. Diese Darstellung haben wir bereits kennengelernt, als wir über ein Trauma und seine Auswirkungen auf das Nervensystem gesprochen haben.

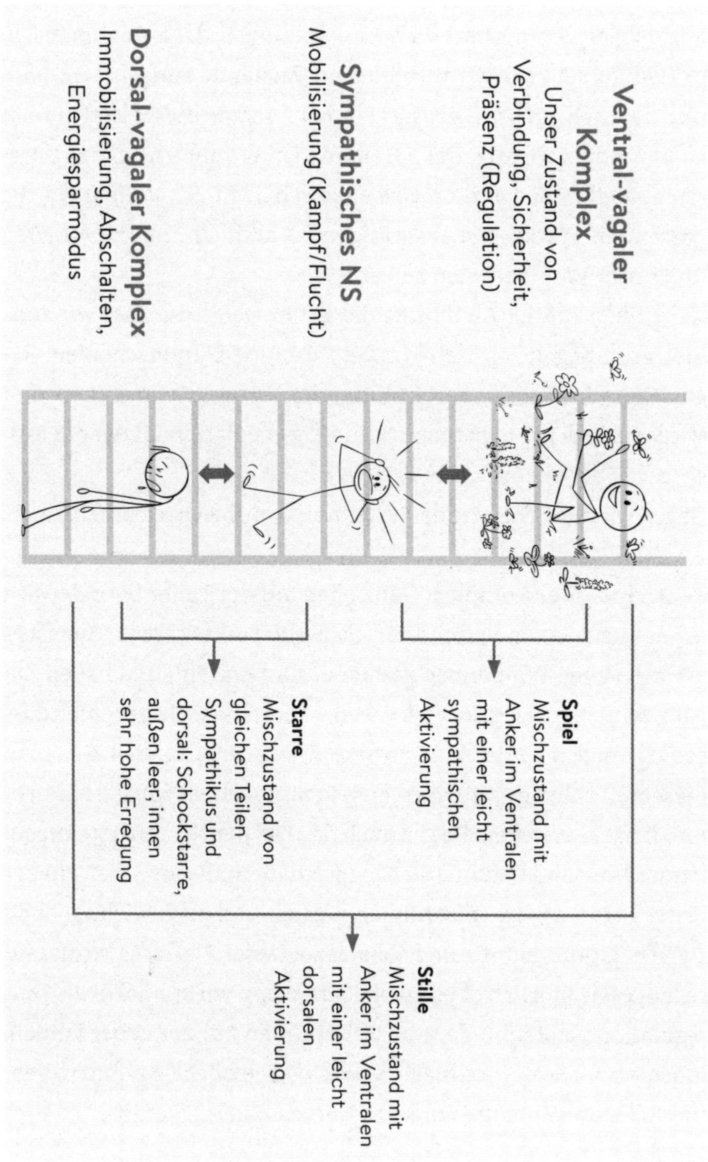

Abbildung 5: Die autonome Leiter – primäre und Mischzustände des autonomen Nervensystems

Jetzt wollen wir uns mithilfe von Abbildung 5, der autonomen Leiter, anschauen, wie wir verschiedene Zustände zunächst *erkennen* und dadurch auch *beeinflussen* können. Gerade dieser letzte Punkt ist besonders wichtig: Die autonome Leiter hilft uns dabei, unseren aktuellen Zustand präzise einzuschätzen. So können wir die passenden Werkzeuge auswählen, um aktiv an ihm zu arbeiten und unser Wohlbefinden zu verbessern.
Ganz links auf der Abbildung der Leiter siehst du, dass wir auch hier grundlegend zwischen zwei Zuständen unterscheiden: Regulation (Sicherheit, Verbindung, der Zustand von Ruhen und Verdauen oder *rest and digest*) und Dysregulation (aktiver Selbstschutz, Überlebensmodus).
Gehen wir die linke Seite der Leiter nun von oben nach unten durch:

Ventral-vagaler Komplex: Ganz oben auf der Leiter befindet sich unser Zustand von Verbindung, Sicherheit und Präsenz. Hier ist es einfach »gut«. Wir können gestalten, sind präsent, und haben Zugang zu unserem logischen Denken. »Ventral-vagal« bedeutet, dass es sich um den vorderen Ast unseres Vagusnervs handelt. Genau in diesem Zustand unseres Nervensystems möchten wir alle häufiger und länger verweilen. Das ist auch das Ziel der Nervensystemregulation. Niemand befindet sich jedoch dauerhaft ganz oben auf der Leiter – und das ist vollkommen normal und auch wichtig, denn Dysregulation gehört zum Leben dazu. Unser Ziel ist es, so oft und so lange wie möglich oben zu bleiben. Wenn wir einmal in die Dysregulation geraten und etwas weiter unten auf der Leiter landen, möchten wir lernen, schneller wieder »nach oben« zu finden. Ventral soll zum »Zuhause« unseres Nervensystems werden.

Sympathisches Nervensystem: Rutschen wir auf der Leiter etwas hinab und befinden uns auf der Mitte von ihr, sind wir im sympathischen Zustand, das heißt unser sympathisches Nervensystem ist aktiv. Es handelt sich um den Zustand von Mobilisierung, von Kampf oder Flucht. Hier haben wir es mit sehr viel beziehungsweise zu viel Energie im System zu tun. Unser Nervensystem wittert Gefahr, aber wir können etwas dagegen tun.

Dorsal-vagaler Komplex: Ganz unten auf der Leiter befindet sich der dorsal-vagale Komplex, der uns in einen Zustand der Immobilisierung bringt: Der Körper schaltet ab, er befindet sich in einem Energiesparmodus. Alles fühlt sich langsam an, es herrschen Taubheit und ein Gefühl der Abgeschnittenheit vom Hier und Jetzt, verbunden mit wenig bis gar keiner Energie. »Dorsal-vagal« bedeutet, dass in diesem Zustand der dorsale – also hintere – Ast des Vagusnervs eine zentrale Rolle spielt.
In diesem Bereich der Leiter finden wir auch die extremste Form des Selbstschutzes: Ganz unten auf ihr sind Trauma und Überwältigung angesiedelt. Finden wir uns dort wieder, hat die Neurozeption – der unbewusste Prozess, bei dem unser Nervensystem ständig Bedrohungen erkennt – festgestellt, dass wir in großer Gefahr sind und nichts dagegen tun können, weder kämpfen noch weglaufen. Deshalb ruft sie: »Dorsal, wir brauchen dich!« Der dorsal-vagale Zustand wird daraufhin aktiviert und »schaltet uns ab«.
Ist es nicht faszinierend, wie gut unsere Spezialeinheit ihre Aufgabe, uns zu schützen, erfüllt? Selbst wenn sie scheinbar nichts mehr tun kann, unternimmt sie doch noch etwas, damit das – laut ihren Berechnungen – Unausweichliche nicht so sehr schmerzt. Sie setzt alle Vorgänge in Bewegung, die nötig sind, damit wir unseren Körper verlassen können. Wir dissoziieren.

Das sind die drei Hauptzustände des Nervensystems, die wir im Folgenden der Einfachheit halber abkürzen als ventral, sympathisch und dorsal.[27] Aus einer polyvagalen Perspektive gibt es zusätzlich noch drei Mischzustände: Starre, Spiel und Stille.

Starre – sympathisch trifft dorsal: Mischt man zwei Zustände der Dysregulation, was kommt dabei wohl heraus? Exakt, jede Menge Dysregulation. Wie du in der Abbildung der Leiter siehst, ergibt sich die Starre aus einer Mischung der Aktivitäten des sympathischen Nervensystems und des dorsal-vagalen Komplexes. Hier wirken diese beiden Kräfte gleichzeitig in dir. Du hast schon einen ersten Eindruck davon bekommen, wie unterschiedlich sie sind. Der Sympathikus und der dorsale Zustand ergeben zusammen eine Art Schockstarre: Von außen mag es ruhig erscheinen, doch innerlich tobt ein Kampf zwischen zwei völlig gegensätzlichen Energien. Es herrscht eine starke innere Erregung. Stell dir dazu eine Gazelle vor, die in aller Ruhe grast und plötzlich einen Löwen entdeckt. Sie erstarrt. In jeder Millisekunde wiegt die Neurozeption ab: »Weglaufen? Oder den Körper verlassen, weil das Ende unausweichlich ist? Was davon ist jetzt notwendig?«
Spannend an dem Zustand der Starre ist, dass innerhalb kürzester Zeit eine von beiden Aktivierungen zugunsten der anderen fallengelassen werden kann. Merkt die Neurozeption der Gazelle, dass sie weglaufen kann, »dropt« sie den dorsalen Part und rennt mit einer hohen sympathischen Aktivierung um ihr Leben. Kommt die Neurozeption hingegen zu dem Schluss, dass es kein Entrinnen gibt, wird sofort der sympathische Anteil fallengelassen und sie schaltet ab, geht tief ins Dorsale: Das System fährt herunter, damit das Tier den bevorstehenden Biss nicht spüren muss. Dieses Verhalten ist beispielsweise bei Impalas zu beobachten: Bereits wenige Momente vor dem Biss des Raubtieres erschlafft die Impala, wenn es keinen Ausweg mehr gibt. Es ist, als würde der Geist des Tieres Millisekunden zuvor den Körper verlassen. Ist das nicht faszinierend?

Spiel und Stille: Hierbei handelt es sich um zwei Mischzustände der Regulation. Sie geben uns eine Möglichkeit, die Art und Weise, wie wir Regulation erfahren, stärker zu differenzieren. Grundsätzlich gilt dabei immer: Sind wir reguliert, geht es uns gut.

» **Spiel – ventral trifft sympathisch:** Wenn wir im ventral-vagalen Komplex verankert sind und zudem ein bisschen sympathische Aktivierung erfahren, macht uns das abenteuerlustig, lebendig, verspielt, neugierig, auf eine gute Weise aufgeregt und unternehmungsfroh. Das ist der Zustand, den wir als Spiel bezeichnen.

» **Stille – ventral trifft dorsal:** Mit einer Verankerung im ventral-vagalen Zustand und einer geringen Aktivierung des dorsalen Komplexes erleben wir den Zustand der Stille. Hier wohnen Ruhe und Entspannung, Genuss und Hingabe, präsentes Treibenlassen und die Süße des Nichtstuns.

Auf all diese verschiedenen Mitglieder deiner Spezialeinheit werden wir gleich ausführlicher eingehen. Doch zuvor zwei wichtige Infos, die du wissen solltest:

1. Die Hauptzustände unterliegen einer Hierarchie. Was heißt das? Befinden wir uns im dorsalen Zustand unseres Nervensystems und wollen in Regulation kommen, müssen wir über den Sympathikus nach oben. Es braucht also zumindest eine kurze sympathische Aktivierung. Die Mischzustände sind optional, dorthin muss das Nervensystem nicht »abbiegen«. Aber die Reihenfolge auf der autonomen Leiter (von unten nach oben und umgekehrt) ist bindend.
2. Wir alle befinden uns jederzeit in einem der Zustände. Solange wir leben, sind wir irgendwo auf der Leiter unterwegs. Mal oben, mal mittig, mal unten.

Der Vagusnerv verläuft von unserem Kopf über den gesamten Oberkörper und bildet auf seinem Weg nach unten unzählige Verzweigungen. Wir können den unterschiedlichen Zuständen verschiedene Körperbereiche zuordnen:

» Der ventral-vagale Komplex ist dem Kopf zugewiesen: Gesicht, Augen, Ohren.
» Der Sympathikus sitzt in unserer Brust und im mittleren und oberen Rückenbereich.
» Der dorsal-vagale Komplex befindet sich im Bauch und unteren Rückenbereich.

Die autonome Leiter folgt also – wie der Vagusnerv – unserem Körper.

DEINE PERSÖNLICHE LEITER ALS TREUE BEGLEITERIN

So weit zur Übersicht, nun gehen wir ins Detail. Wir sehen uns an, welche Gedanken, Körperempfindungen, Gefühle und Verhaltensweisen typisch für die unterschiedlichen Zustände sind und ordnen sie entsprechend zu. Sobald dir das bewusst ist, kannst du die passende aktive Regulation anwenden. Gleichzeitig kannst du in Ruhe reflektieren, wie du die verschiedenen Zustände ganz persönlich wahrnimmst. Denn, wie bereits erwähnt: Jedes Nervensystem ist anders und deine Erfahrung einzigartig. Natürlich gibt es Überschneidungen und Ähnlichkeiten, aber für deinen Weg ist es wichtig zu erforschen, welche Empfindungen, Gedanken und so weiter für *dich* charakteristisch sind. Allgemeines Wissen ist nur die halbe Miete. Dein Erforschen, Erkennen und letztlich selbstverständlich auch dein Tun ist es, was Veränderung wirklich möglich macht.
Ein kleiner Tipp: Halte für deine Entdeckungstour unbedingt eine leere autonome Leiter bereit, die du selbst ergänzen und auf der du deine Erkenntnisse eintragen kannst. Du findest sie als PDF

zum Ausdrucken bei den begleitenden Onlineressourcen. Den QR-Code dazu findest du auf Seite 39.

Du weißt bereits, dass der Zustand unseres Nervensystems unsere Gefühle, Gedanken, Körperempfindungen und unser Verhalten beeinflusst. Wenn uns nicht bewusst ist, dass wir dysreguliert sind, kann es zum Beispiel leicht passieren, dass wir unseren dysregulierten Gedanken Glauben schenken. Obwohl sie eigentlich gar nicht unserer Realität entsprechen, wenn wir »bei uns« und im grünen Bereich sind. Die Wahrheit befindet sich im Ventralen. Sobald einer der Überlebensmodi aktiv ist, verändert er unsere Brille und damit unsere gesamte Wahrnehmung. Der erste Schritt ist also immer, sich zu fragen: Wo auf der Leiter befinde ich mich gerade? Dann nehmen wir die autonome Leiter zur Hand. Wenn wir dort Gefühle, Gedanken und andere Signale entdecken, die wir mit einem bestimmten Zustand bei uns verbinden, wissen wir sofort, ob wir reguliert oder dysreguliert sind.

Beispiel: Larissas Gedanken über ihre Beziehung

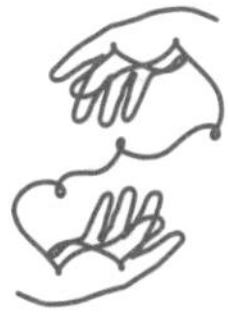

Larissa lässt sich seit einiger Zeit auf ihrem Weg zu einer besseren Regulation begleiten. Sie ist seit 20 Jahren mit ihrem Mann liiert. Ist sie im dorsalen Zustand, denkt sie über die Beziehung: »Es ist zu spät für mich. Der Zug ist abgefahren. Wir sind nicht glücklich und ich kann nichts daran ändern. Mein Leben ist vorbei.« Ist ihr Sympathikus aktiv, flüstert er ihr beziehungsweise sie sich selbst durch ihn zu: »Ich muss mich trennen. Ich muss sofort weg, ich habe keine Zeit mehr!« Sobald sie in die Regulation kommt und damit in den ventralen Zustand ihres Nervensystems verändern sich ihre Gedanken deutlich: »Das ist mein Mann. Wir haben unsere Probleme, es ist nicht immer leicht. Aber ich liebe ihn, und ich weiß, dass wir gemeinsam alles schaffen.«

Dieses anschauliche Beispiel, das ich in einer meiner Weiterbildungen kennengelernt habe, macht die Unterschiede der Zustände und ihre Auswirkungen auf unsere Wahrnehmung der Realität greifbar. Hier wird klar, wie stark unsere Gedanken im Zustand der Dysregulation von unserer eigentlichen Wahrheit abweichen können. In solchen Momenten erscheinen uns Überzeugungen oder innere Dialoge oft real, obwohl sie lediglich die verzerrte Wahrnehmung eines dysregulierten Nervensystems widerspiegeln. Genau deshalb ist es so wichtig, aufmerksam mit uns selbst zu sein und Muster der Dysregulation zu erkennen. Tools wie die autonome Leiter können dabei eine wertvolle Unterstützung sein, um die Anzeichen unserer eigenen Dysregulation zu entlarven und wieder zu einem ausgeglichenen Zustand zurückzufinden.

Dieses Beispiel könnte übrigens auch einen ganz anderen Verlauf nehmen: Wenn Larissa in einem regulierten Zustand erkennt, dass ihr Partner seit Jahren ihre Grenzen überschreitet – etwas, das sie zuvor in ihrer Dysregulation nicht wahrgenommen hatte –, könnte das bedeutende Konsequenzen haben. Mit dem Zugang zu ihrer »eigenen Wahrheit« im ventralen Zustand würde sie möglicherweise Entscheidungen treffen, die ihre Bedürfnisse und Grenzen stärker schützen.

ANDERE LÄNDER, ANDERE SITTEN: ZEHN ZIFFERN ALS GRADMESSER DEINES ZUSTANDS

Siehst du dir Abbildung 6 der leeren autonomen Leiter mit typischen Gefühlen, Körperempfindungen, Gedanken und Verhaltensweisen genau an, entdeckst du auf der linken Seite direkt neben den Zuständen wiederholt die Ziffern 1 bis 10. Sie geben die Intensität der Erfahrung an und sollen dir damit helfen, deinen Zustand noch genauer einzuschätzen.

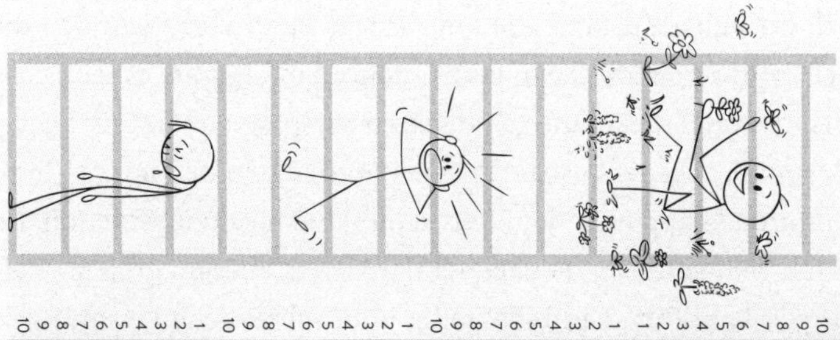

	Gefühle	Körperempfindungen	Gedanken	Verhalten
VENTRAL Sicherheit, Verbindung, Präsenz				
SYMPATHISCH Kampf/Flucht				
(STARRE) (Freeze, Mischzustand)				
DORSAL Abschalten, Dichtmachen, Immobilisierung				

Abbildung 6: Die leere autonome Leiter mit typischen Gefühlen, Körperempfindungen, Gedanken und Verhaltensweisen

Stell dir jeden Zustand wie ein riesiges Land vor: Wenn ich dir sagen würde, ich mache in Peru Urlaub, dann könnte es sein, dass ich am Strand die Sonne genieße und entspannt aufs Meer blicke. Ich könnte aber genauso hoch in den Anden sein und mir bei Temperaturen knapp über dem Gefrierpunkt den kalten Wind um die Ohren wehen lassen. Je nachdem, *wo* ich in diesem großen, vielfältigen Land bin, kann ich völlig unterschiedliche Erfahrungen machen. Genauso verhält es sich mit den einzelnen Zuständen unseres Nervensystems. Die Einteilung des Zustands nach Ziffern ist für unsere Regulation von Bedeutung, da unsere Erfahrungen je nach Ziffer stark variieren. Zudem kann bereits eine Veränderung um nur eine Ziffer zu einer besseren Regulation und damit zu mehr gefühlter Sicherheit in unserem System führen.

Eine »1 ventral« ist etwas völlig anderes als eine »10 ventral«, die sich ganz oben auf der Leiter befindet: Letzteres wäre ein unvergleichliches Gefühl, eine wundervolle Erfahrung – ein absolutes Hochgefühl. Es könnte sich wie eine beinahe spirituelle Erfahrung von Verbindung und Einssein anfühlen, wie der Moment einer harmonischen Geburt, wenn das Kind endlich in den Armen der Eltern liegt. Es ist pure Ekstase, ein Zustand voller Glücksgefühle, Ganzkörperstaunen, das überwältigende Gefühl von »Wow!«.

Eine »5 ventral« wäre zum Beispiel ein Moment, in dem es dir richtig gut geht. Vielleicht hast du einen wundervollen Abend mit einer Gruppe von Menschen verbracht, die dir sehr am Herzen liegen. Nach einem leckeren Essen setzt ihr euch zusammen und veranstaltet einen Spieleabend. Die Stimmung ist ausgelassen, ihr lacht viel, und du fühlst dich rundum wohl und glücklich. Du bist völlig präsent und genießt den Moment in vollen Zügen. (Wenn du keine Spieleabende magst, dann würde das Zusammensein für dich keine »5 ventral« zur Folge haben, sondern vielleicht eher eine leichte sympathische Aktivierung, wie etwa»3 sympathisch«.)

Eine »1 ventral« wäre zum Beispiel ein Morgen, an dem du entspannt und ausgeschlafen aufwachst, dir in Ruhe eine Tasse Tee bereitest und ihren Duft genießt. Nebenbei hörst du deinen liebsten Podcast oder Musik, die dir gefällt. Du hast angenehm warme Hände, öffnest das Fenster und lässt die kühle Herbstluft hereinströmen. Du kannst durchatmen, bist präsent im Hier und Jetzt. Du fühlst dich gut.

Das sind Richtwerte – offensichtlich stellen wir hier keine mathematischen Gleichungen auf. Eine ungefähre Einschätzung aus dem Bauch heraus ist das, was wir anstreben. Genau das ist manchmal gar nicht so leicht, weil es wichtig ist, dieses »Ungefähre« in unserer Bewertung des Zustands erst einmal zuzulassen und anzunehmen. Ich habe beobachtet, dass Menschen, die gerade erst damit beginnen, sich mit ihrer Regulation zu beschäftigen und lernen, aktiv für ihr Wohlbefinden zu sorgen, oft versuchen, ganz exakt festzulegen, wo auf der Leiter sie sich befinden. Dabei denken sie lange nach, spüren intensiv in sich hinein, um unbedingt etwas Konkretes festzustellen – und haben häufig die Sorge, etwas falsch zu machen. Es darf aber ganz leicht sein. Ein kurzes: »Hm, wo bin ich wohl auf der Leiter?«, gefolgt von einem Blick auf die ausgefüllte Version der autonomen Leiter reicht völlig. Sobald du einen Gedanken, ein Gefühl, eine Körperempfindung oder eine Verhaltensweise findest, die gerade in dem Moment auf deinen Zustand passt, kannst du dies bereits zur Orientierung nutzen.

Um nochmals das Beispiel von Peru zu bemühen: Wir wollen nicht nur wissen, in welchem Land wir sind, sondern auch, in welcher Region wir uns befinden.

Natürlich gibt es solche Abstufungen nicht nur in der Regulation, sondern auch in der Dysregulation. Nehmen wir an, ich bemerke, wie Angst in mir aufsteigt. Es ist keine Panikattacke, aber ich spüre eine starke innere Unruhe. Ich bin nervös, meine Gedanken überschlagen sich und mein Körper fühlt sich angespannt an. Puh, mir geht es wirklich nicht gut – es ist einfach zu viel Energie im System. Wenn ich nun eine der Regulationsressourcen in diesem Buch nutze und nicht mit den Ziffern arbeite, dann glaube ich vielleicht, dass sich nichts verändert hat, da ich womöglich immer noch dysreguliert bin. Hätte ich zuvor meinen Zustand aber auf eine »5 sympathisch« eingeschätzt und würde nun erneut kurz hineinspüren, würde ich vielleicht feststellen, dass meine Empfindungen sich jetzt eher wie eine »4 oder 3 sympathisch« anfühlen. Ohne die Ziffern kann es mir passieren, dass ich erfolgreich reguliert habe, es aber nicht registriere, weil die Vergleichsmöglichkeit fehlt. Was hier ersten Moment so klein anmutet, fast schon zu klein, um etwas zu bewirken, macht in Wahrheit also einen riesigen Unterschied aus.

Ein wichtiger Punkt, den du bei der Regulation deines Nervensystems unbedingt berücksichtigen solltest: Eine Regulationsressource ist *nicht* erst dann erfolgreich, wenn sie dich – zack! – sofort hinauf ins Ventrale schießt. Es kann sein, dass wir erfolgreich regulieren und es uns danach trotzdem noch nicht so gut geht, wie wir es gern hätten. Gefühlt eine Ziffer weiter oben auf der Leiter zu sein, ist bereits ein Erfolg: Ich bin durch mein eigenes Handeln ein bisschen höher auf der Leiter geklettert. Ich habe ein wenig mehr Regulation eingeladen. Ich habe in einer unsicheren Situation für mehr Sicherheit in meinem System gesorgt. Das ist ein Erfolg, der wirklich nicht zu unterschätzen ist! Er ist riesig. Es gibt keine kleinen Schritte, wenn es um Regulation geht. In der Summe ergibt jede noch so winzige erfolgreiche Regulation ein Leben im Ventralen.

Blicken wir nun wieder auf die autonome Leiter: Wenn wir den ventralen Zustand verlassen, dann ist die erste Stufe der Dysregulation »1 sympathisch«. Das entspricht einem leicht dysregulierten Zustand. Du bist etwas verspannt, ein wenig besorgt oder ein bisschen nervös. Vielleicht kannst du nicht genau benennen, was nicht stimmt, aber irgendetwas fühlt sich nicht richtig an. Um das »Land« etwas besser kennenzulernen, stellen wir dem eine »10 sympathisch« gegenüber: Hier herrscht absolute Panik oder alles überwältigende Wut. Wir sind tief im Sympathischen, wo eine extrem hohe Erregung und viel zu viel Energie unseren Zustand auszeichnen. Die Kampf-oder-Flucht-Reaktion ist auf der stärksten Stufe aktiv. Bei Panik hätten wir womöglich auch intensive körperliche Symptome: Zittern, Übergeben, Durchfall, starkes Herzklopfen. Es herrscht eine massive Dringlichkeit, wir haben es mit einem solchen Ausmaß von »zu viel Energie« zu tun, dass es kaum zu ertragen ist. Wären wir eine Impala und ein Löwe würde auf uns zulaufen, wäre das höchste Maß an Energie in uns freigesetzt, das unser Körper aufbringen kann. Die Spezialeinheit würde alles daransetzen, jetzt wegzulaufen. Lauf um dein Leben! Jetzt! Sofort! Oder kämpfe und zerfetze den Löwen!

Rutschen wir vom Sympathikus weiter die Leiter hinab, landen wir im Dorsalen und somit bei der extremsten Form des Selbstschutzes. Das Nervensystem hat festgestellt, dass wir nichts ausrichten können – weder fliehen noch kämpfen –, und fährt uns herunter. Von der Energie ist dorsal wie ein Murmeltier, das sich auf den Winterschlaf vorbereitet. Alles wird verlangsamt, wird schwerer. Es handelt sich um ein graduelles Abschalten.

»1 dorsal« würde einem Gefühl der Gleichgültigkeit entsprechen: »Ja, was auch immer.« »3 dorsal« wäre eine Empfindung von Schwere, Unverbundenheit, Trägheit und Orientierungslosigkeit. Es könnte sich auch anfühlen, als stünde man unter dem Einfluss von Drogen – jedoch nicht von solchen, die aufputschen, sondern von solchen, die einen hinunterziehen. »5 dorsal« wäre schon ziemlich hoffnungslos. Die Depression wäre in diesem Bild

in etwa bei einer »7 dorsal« angesiedelt: Ich bin nicht da, es wird nie besser, es ist sinnlos. Im Bereich von dorsal 8 bis 10 lässt sich Dissoziation einordnen. Das zeigt sich durch Taubheit, ein völliges Nicht-Fühlen, ein Gefühl des Nicht-Daseins und der Unverbundenheit zum Hier und Jetzt. Bei tiefer Dissoziation verschwimmen die Grenzen zur Umwelt: Man kann sich selbst nicht mehr vom Sessel unterscheiden, auf dem man sitzt. Gedanken wie »Ich weiß nicht, wie ich hierhergekommen bin« oder »Wer ist das im Spiegel?« treten auf. Alles fühlt sich extrem langsam an, wie in Watte gehüllt.
Sogar in solchen extremen Situationen hat uns unser Nervensystem noch nie im Stich gelassen. Es wählt immer die beste ihm verfügbare Option. Wenn du in einem Zuhause aufgewachsen bist, in dem du vernachlässigt wurdest oder deine Bedürfnisse ignoriert wurden, hat dein Nervensystem gelernt, dass es sehr schmerzhaft ist, wenn diese Bedürfnisse nicht erfüllt werden. Es vermittelt dir: »Ich kann dich von dem abschneiden, was du emotional brauchst oder dir wünschst. Ich kann dich von deinem Körper abschneiden, damit du es nicht spürst.« Werden wir dann erwachsen und jemand fragt uns: »Was brauchst du?«, haben wir keine Ahnung und antworten vielleicht mit: »Was? Wieso? Ich brauche nichts. Alles gut.« Und das, obwohl wir völlig überarbeitet sind, uns unserer Grenzen nicht bewusst und nicht spüren, was wir eigentlich benötigen würden, um unser Wohlbefinden zu verbessern. Unser System hat gelernt, in Unverbundenheit zu leben.

Nachdem wir uns nun mit den unterschiedlichen Intensitäten der Zustände unseres Nervensystems befasst haben und dabei die autonome Leiter hinabgestiegen sind, werfen wir im Folgenden einen genaueren Blick auf sie. Diesmal beginnen wir unten und steigen die Leiter hoch.

TRIFF DORSAL: »ICH KANN NICHT!«

Es dauert länger, aus einem dorsalen Zustand der Dysregulation in die Regulation zurückzufinden – also die Leiter hinaufzusteigen –, als sich vom sympathischen Zustand nach oben zu bewegen. Das liegt daran, dass die frei liegenden Nervenenden, die in diesem Zustand aktiv sind, Informationen langsamer transportieren. Wenn dein Nervensystem im dorsalen Zustand ist, braucht es eine besonders sanfte, geduldige Herangehensweise, um sich nicht noch weiter zurückzuziehen. Stell dir vor, das Murmeltier erwacht gerade aus seinem Winterschlaf: Es öffnet verschlafen die Augen, richtet sich langsam auf – und findet sich plötzlich mitten auf einer hektischen, belebten Straße in einer Großstadt wieder. Das wäre ein echter Dysregulations-Super-GAU! Alles um das Murmeltier herum ist viel zu schnell, zu laut, zu viel. Genauso braucht auch unser Nervensystem in diesem Zustand viel Schutz und Vorsicht. Wir regulieren daher behutsam: ein kleiner, wohlüberlegter Impuls, ein Moment des Abwartens, dann der nächste zarte Schritt in Richtung Stabilität. Mit dieser Achtsamkeit ermöglichen wir unserem System, sich wieder sicher und geborgen zu fühlen.

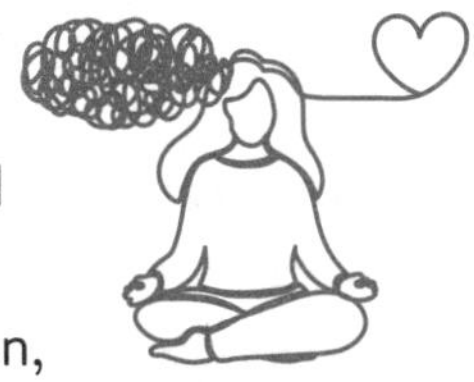

REFLEXION: WIE ERLEBE ICH DEN DORSALEN ZUSTAND?

Mit dieser Übung möchte ich dich einladen, mehr darüber zu erfahren, wie du den dorsalen Zustand bei dir wahrnimmst. Stell dir vor, du projizierst einen Moment oder ein Erlebnis, bei dem du leicht dorsal aktiviert warst, auf eine imaginäre Leinwand. Diese Methode nutzen wir, weil es nicht erforderlich ist, direkt in den Moment einzutauchen oder ihn emotional vollständig

nachzuerleben. Die Leinwand ist also dafür da, um etwas Abstand zwischen dich und die Szene zu bringen. »Leicht dorsal« heißt, dass es ein leicht dysregulierendes Erlebnis sein soll, das keine starke Aktivierung zur Folge hat. Vielleicht landest du im Dorsalen, wenn du aus dem Fenster blickst und der Himmel düster aussieht. Oder beim Blick auf deinen Kontostand oder wenn du dich krank fühlst.
Lass nun vor deinem geistigen Auge dieses leicht dorsal dysregulierende Erlebnis ablaufen. Nimm dabei wahr, welche Gedanken, Gefühle und Körperempfindungen damit einhergehen. Welche Verhaltensweisen sind für dich typisch, wenn du leicht dorsal bist? Nimm dir einen Moment, um zu beobachten, ob du für dich etwas formulieren kannst. Stichworte genügen: »Dorsal fühlt sich für mich an wie ...«
Nimm nun die leere autonome Leiter zur Hand und trage deine Erkenntnisse ein. Ergänze sie mit den Gedanken, Gefühlen, Verhaltensweisen und Körperempfindungen, die auf dich zutreffen. Deine persönliche, ausgefüllte Leiter bildet einen wichtigen Teil unserer gemeinsamen Reise und ist unerlässlich, wenn du dein Nervensystem zustandsadäquat regulieren möchtest.

Wenn es dir schwerfällt, deine Empfindungen oder kleine Veränderungen zu beschreiben, dann ist das völlig in Ordnung. Vielleicht hast du dir noch nie so bewusst darüber Gedanken gemacht oder noch nicht so tief in vergangene Erfahrungen hineingespürt. Es könnte auch sein, dass dein Körper noch nicht bereit ist zu kommunizieren. Auch das ist okay. Wir sind hier, um zu lernen, zu erforschen und deinem Körper Schritt für Schritt zu signalisieren, dass es sicher ist, in diesen milden Zuständen wahrzunehmen, was in dir vorgeht. Das ist ein Prozess, der Vertrauen braucht. Was

auch immer dir dein Körper in diesem Moment signalisiert – oder vielleicht noch nicht signalisiert –, ist völlig in Ordnung. Wenn du dranbleibst, achtsam bist und immer wieder in dich hineinhorchst, wirst du nach und nach zur Expertin für deine eigenen Zustände. Deine autonome Leiter wird dabei immer vollständiger, weil du Schritt für Schritt weitere Details entdeckst und ergänzen kannst.
Meine Empfehlung ist, das Dokument auszudrucken und es an verschiedenen Stellen in deinem Zuhause aufzuhängen. Bring deine Leiter überall dort an, wo du öfter vorbeigehst. So wirst du daran erinnert, dich zwischendurch immer wieder zu fragen, wo auf der Leiter du dich gerade befindest. Zugleich hast du Unterstützung dabei, deinen aktuellen Zustand einzuschätzen.
Damit das Erkennen und Ausfüllen einfacher werden, sehen wir uns nun an, welche Gedanken, Gefühle, Körperempfindungen und Verhaltensweisen für dorsal typisch sind. Frage dich bei jedem Punkt, ob er gefühlt auch auf dich zutrifft. Wenn ja, überträgst du ihn in deine persönliche Leiter.

WIE FÜHLT SICH DORSAL AN?

Gefühle	Körperempfindungen
Unverbunden, irgendwie »Meh«, hoffnungslos, abgeschaltet, unfähig, nicht wirklich hier, dissoziiert, allein, anders, depressiv,	Taub, leer, keine Energie, vernebelt, schwerelos, kalt, langsame und flache Atmung, wie Wackelpudding, nicht im Körper, müde, erschöpft, beschämt
Gedanken	**Verhalten**
Ich kann nicht. Es ist zu spät. Was soll das alles. Es macht keinen Sinn. Ich will einfach nur schlafen. Ich bin allein. Ich bin schlecht. Ich bin allen egal.	Abschalten, Rückzug, flache Mimik, Schwierigkeiten bei Augenkontakt und Sprechen, Körper will nicht bewegt werden, abgrenzen, fokussieren fällt schwer

Was passiert, wenn man sich dem hingibt, was mit dem dorsalen Zustand verbunden ist? Die Energie ist niedrig, der Körper fällt in sich zusammen und der Muskeltonus fühlt sich an wie Wackelpudding – schlaff und kraftlos. Das sind typische Anzeichen für einen dorsalen Zustand. Ein häufiges Verhaltensmuster in diesem Zustand ist es, sich von anderen zurückzuziehen, selbst wenn man sich einsam fühlt und sich ein Teil von einem nach Gesellschaft sehnt. In tiefen dorsalen Zuständen wird selbst das Sprechen mühsam, der Gesichtsausdruck ist flach, und Vermeidungsverhalten dominiert. Es ist, als stünde eine unsichtbare Mauer zwischen einem selbst und der Welt. Zusammengefasst: Dorsal ist eine »Ich kann nicht«-Erfahrung.

Ich spüre beispielsweise, dass mein System manchmal ins Dorsale rutscht, wenn ich einen nach meiner Auffassung schlimmen Streit mit meiner älteren Tochter hatte. Das macht mich persönlich dorsal.

Beispiel: Jeannine – Streit mit dem Kind

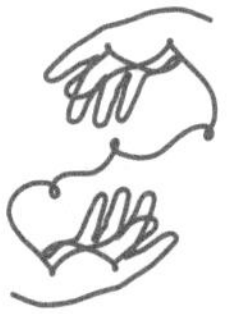

Als meine Tochter neun Jahre alt war, gab es eine Zeit, in der wir öfter gestritten haben. Ich weiß bis heute nicht, was da genau los war. Ich weiß aber, dass diese Situationen für mich so intensiv waren, dass ich danach immer in den dorsalen Zustand gerutscht bin. Erst war der Sympathikus aktiviert – hohe Erregung, gegenseitiges Anschreien – und danach kam das Erschlaffen. Ich kann mich auch an meine Gedanken erinnern: »Ich habe alles falsch gemacht. Ich bin schuld. Es ist zu spät. Ich kann nichts mehr tun.« Oft habe ich den ganzen Tag gebraucht, um wieder vollends »zu mir« zu kommen, das heißt: um auf der autonomen Leiter nach oben zu gelangen – und damit in Regulation.

Ich begeistere mich für diese Art, unsere Zustände einzuschätzen. Sie ist nicht nur leicht verständlich, sondern auch äußerst wirksam. Wenn ich mich mit intensiven Emotionen konfrontiert sehe, bietet mir die Leiter Halt und Sicherheit.

Sie erinnert mich daran, dass ich sowohl das Wissen als auch die Werkzeuge habe, um mir selbst zu helfen. Es gibt mir ein gutes Gefühl, mein Nervensystem »tracken« zu können – eine ungefähre Vorstellung davon zu haben, wo ich mich gerade auf der autonomen Leiter befinde und was mein System braucht, um wieder in eine bessere Regulation zu kommen. Für mich ist das entscheidend: Ich möchte wissen, dass etwas tatsächlich wirkt.

Jetzt kommen wir zu unserem ersten Werkzeug. Die erste Regulationsressource, die ich dir zeigen möchte, ist das »Voo«.

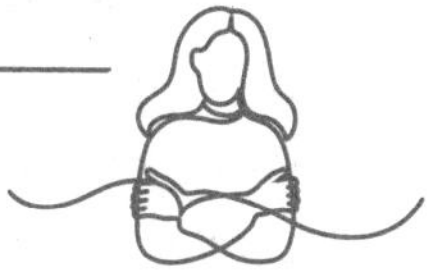

REGULATIONSRESSOURCE: »VOO«

Diese Übung geht auf Peter Levine zurück.

Das »Voo« spricht gewissermaßen mit dem Vagusnerv und vermittelt ihm: »Wir sind sicher!« Der Vagus nimmt die Information auf und sendet das entsprechende Signal ans Gehirn. Diese somatische Übung kann dir zu mehr Entspannung verhelfen, massiert deine Organe und bringt Schwingung zum unteren Teil des Vagusnervs.

So wird's gemacht:

1. Atme ein – ganz entspannt und in deinem natürlichen Rhythmus, ohne besonders tief zu atmen.
2. Lass beim Ausatmen den Laut »Voo« (ausgesprochen: »Wuuu«) entstehen, und zwar so lange, bis keine Luft mehr übrig ist. Achte darauf, den Ton etwas tiefer als deine normale Sprechstimmlage zu halten.

3. Beobachte, wo du die Vibration während deiner Ausatmung wahrnehmen kannst. Erreicht sie womöglich auch deinen Beckenboden? (Es ist nicht nötig, einen besonders lauten Ton von sich zu geben, um eine Vibration zu spüren.)
4. Atme nun normal ein und aus und spüre nach.
5. Was nimmst du wahr?

Wenn du möchtest, kannst du noch ein oder zwei weitere Male »Voo« tönen. Mach das, wenn du das Gefühl hast, dass dir diese Übung gerade guttut, und nachdem du deinem System ein wenig Zeit zur Integration gegeben hast.
Das »Voo« kannst du in jedem Zustand der Dysregulation nutzen. Es sorgt für eine gesteigerte Präsenz, wir bringen dadurch etwas mehr Energie in unseren Körper. Es kann vorkommen, dass du es an manchen Tagen oder in manchen Situationen als zu aktivierend empfindest. Ist das der Fall, dann wende dich etwas anderem zu, zum Beispiel deiner Orientierung im Raum. Lenke deine Aufmerksamkeit nach außen und richte sie auf deine Umgebung. Konzentriere dich auf den Ort, an dem du dich gerade befindest, um deine Regulation zu unterstützen. Nutze für die Orientierung in deiner Umgebung nacheinander alle Sinne, die dir zur Verfügung stehen.
Das *Nachspüren* ist für alle Regulationsressourcen essenziell – es ist der allerwichtigste Schritt. Wir möchten uns einen Moment bewusst Zeit nehmen, um zu spüren, ob wir auf der Leiter vielleicht ein kleines Stück weiter nach oben gelangt sind. Jede noch so kleine Veränderung kann ein Hinweis auf das Feedback deines Körpers sein: Ein Seufzen, Gähnen, Bauchgrummeln, Kribbeln, ein Gefühl von mehr Leichtigkeit in bestimmten Körperbereichen oder insge-

samt etwas mehr Entspannung, mehr Raum im Inneren, gesteigerte Präsenz oder eine tiefere Atmung ...
Wenn du denkst, dass du nichts spürst, frage dich, ob das wirklich stimmt. Wir wollen auch auf sehr subtile Antworten hören, auf ganz kleine Veränderungen. Ist es in der Tat so, dass dein Nervensystem nicht zu reagieren scheint, gibt es auch dafür Gründe. Das heißt nicht, dass die Regulationsressource für dich ungeeignet ist. Ich lade dich ein, sie ab sofort in deinen Alltag zu integrieren. Diese hilfreiche, kurze Übung kann man immer wieder einfach zwischendurch machen.
Reflexion: Wie hast du deinen Körper direkt nach dem »Voo« wahrgenommen? Konntest du irgendwelche Veränderungen feststellen – auch wenn sie noch so klein und scheinbar unbedeutend waren? Halte sie schriftlich fest.

INAS GESCHICHTE – ODER WIE DORNRÖSCHEN SICH SELBST WACHKÜSSTE

Ina geriet durch die intensiven Gefühle ihrer Tochter an einen Punkt, an dem ihr klar wurde, dass sie etwas verändern musste. Die Situation überforderte sie völlig. Auf der Suche nach Lösungen stieß sie vor Jahren auf meinen Blog »Mini and Me«, der damals einer der meistgelesenen Blogs über bewusste Elternschaft im deutschsprachigen Raum war. Von dort führte ihr Weg zu meinen Büchern und schließlich zu meinem Kurs »Lebend/Ich« und zur Nervensystemregulation. In unserer Community teilte sie eine bahnbrechende Veränderung mit uns, die mich sehr tief berührte. Deshalb bat ich sie für dieses Buch zu einem Gespräch. Zu Beginn erzählte sie mir von den ersten, zunächst klein erscheinenden Veränderungen, die sie in ihrem Alltag wahrnahm, nachdem sie sich über eine Weile ihrem Nervensystem gewidmet hatte: »Zu den ersten Veränderungen gehörte, dass ich nicht mehr tausend Tode sterbe, wenn ich bei einem

Arzt anrufen muss. Früher war ich in Wartezimmern immer extrem nervös, hatte einen total hohen Puls. Mittlerweile kann ich dort ganz entspannt sitzen, weil ich weiß, wie ich mich regulieren kann. Das sind keine ›Riesenschritte‹, aber es ist so hilfreich! Ich kann stolz auf mich selbst sein, und das unterstützt mich unglaublich.«
Während ihrer zweiten Teilnahme an meinem Kurs geschah etwas Unerwartetes. Sie schilderte ein Erlebnis aus ihrer Jugend, das sie zuvor immer ohne Emotionen erzählt hatte. Sie wusste zwar, dass es passiert war, doch bisher hatte sie keinen Zugang zu den Gefühlen, die damit verbunden waren. »Ich habe von einer Person erzählt, die nicht ich ist«, sagt sie. Doch diesmal war es anders. Zum ersten Mal in ihrem Leben überkamen sie Tränen, als sie an dieses prägende Ereignis dachte. »Da war Scham. Ein Beschämtsein von der Situation, wobei ich gleichzeitig glücklich war, dass das Gefühl hochkam und ich es fühlen konnte«, sagt Ina und ergänzt: »Es ist diese Dualität. Zwei so unterschiedliche Gefühle, die gleichzeitig da sein können.« Sie lächelt. »Es gibt sicher Systeme, die viel mehr halten können als meines. Für mich war das, was ich erlebt habe, überfordernd. Zu dem zu stehen und mir zu erlauben, es anzuerkennen, ist auch aus dem Kurs hervorgegangen und dadurch, dass ich gelernt habe, mein Nervensystem zu regulieren: Du musst dein Problem und deine Biografie nicht kleinreden.«
Die Selbsterlaubnis, die Ina hier beschreibt, ist ein wichtiger Teil unserer Reise. An den Punkt zu gelangen, an dem wir anerkennen, was uns geprägt hat, und uns erlauben, die Gefühle zu fühlen, die in uns sind, sowie die Herausforderungen anzunehmen, mit denen wir konfrontiert sind, ist an sich schon ein enormer, bedeutender und unverzichtbarer Schritt auf unserem Weg.
Wie kann es sein, dass wir zu einem eigentlich tiefgreifenden Erlebnis so lange keinen emotionalen Zugang haben? Ina teilt mit uns die Erfahrungen, die sie geprägt haben.

An große Teile ihrer eigenen Kindheit kann sie sich nicht erinnern, sie sind dissoziiert. Die Dinge, die sie noch weiß, sieht sie aus einer Vogelperspektive. »Als wäre ich nicht wirklich da gewesen.« Während großer Teile ihrer Kindheit war sie Ausgrenzung und Mobbing ausgesetzt.

Sie erzählt, dass sie in einer Phase ihrer Jugend so viel weinte, bis sie keine Tränen mehr hatte. Ihre Mutter war besorgt und ratlos, ihr Vater eher teilnahmslos. Ina sagt, dass in etwa zu diesem Zeitpunkt wohl die Depression entstanden sein muss: »Ich war dann einfach nur noch taub. Heute weiß ich, ›wo‹ ich war – in einer tiefen dorsalen Dysregulation.« Ihre Mutter brachte sie zu einer Therapeutin, aber Ina ließ sie nicht an sich heran. »Einmal fragte sie mich, wen von meinen Eltern ich mehr liebte. Ich weiß noch, dass ich komplett zumachte und ihr sagte, dass ich nicht zwischen meinen Eltern wählen möchte. Ich liebe beide! An dem Punkt war für mich der Ofen aus. Ich habe mich in einem Maße maskiert, dass sie wirklich geglaubt hat: Das Kind ist gesund.« Die Therapie war beendet, bevor sie angefangen hatte.

Ina überlegt und sagt, dass es ihr eine Zeit lang besser ging, bevor sie eine Art Rückfall erlitt und eine Phase erlebte, in der sie sich selbst verletzte. Sie erklärt, dass ihr selbstverletzendes Verhalten wie ein Ventil war, um überhaupt etwas zu fühlen. Es war nicht viel, aber es war etwas, das sie wahrnehmen konnte. Als sie mir davon erzählt, reagiert ihr Körper. Ihr Mund wird trocken, sie muss etwas trinken und mehrfach husten. »Es ist schwierig, darüber zu reden. Ich spreche kaum davon.« Sie hält kurz inne, verweilt bei dem Gefühl in sich, wird still, hustet, lächelt und fügt dann etwas Wesentliches hinzu: »Es möchte gerade kommen. Aber ich will nicht. Das habe ich auch gelernt: zu spüren, wie viel gerade geht. Und das ist zu viel.« Sie nimmt heute deutlich wahr, dass da etwas ist, das in tieferen Schichten liegt. Und auch dass diese Situation, unser Gespräch, nicht der richtige Raum dafür ist. Ist es nicht erstaunlich, wie wir Schritt für Schritt wieder Zugang zu uns selbst erlangen können? Unabhängig davon, was geschehen ist oder wie viele Jahre der Betäubung und Dissoziation vorausgingen?

Ina beschreibt sich selbst als hochsensibel und betont, dass sie diese Eigenschaft eigentlich schon immer in sich getragen hat. Sie war ein ruhiges, kreatives und kluges Kind, das manchmal in seiner eigenen Welt lebte. Ich frage sie nach ihren Gedanken zu der These, dass Hochsensibilität eine Traumafolge sein könnte. Sie erklärt, dass sie eine erbliche Komponente in ihrem Fall für zutreffender hält, und wir sprechen darüber, wie sehr die Zustände der Nervensysteme der Eltern die ihrer Kinder beeinflussen können. Ich halte inne und denke nach. Irgendetwas scheint im Bild noch zu fehlen, und so überlegen wir gemeinsam weiter. Dann stutzt sie und meint: »Eine Sache fällt mir ein. Ich bin meinen Eltern heute nicht böse, sie wussten es nicht besser. Aber vielleicht beginnt das Trauma auch schon damit: Ich bin ein Kind, das sie schreien ließen, bis es aufgab. Vielleicht hat das den Grundstein gelegt.«

Heute wissen wir, dass der damalige Zeitgeist, in dem es als normal galt, Babys schreien zu lassen, bis sie von selbst »einschliefen«, oft ausreichte, um das Stresstoleranzfenster dieser Kinder erheblich einzuengen und ein chronisch dysreguliertes Nervensystem zu begünstigen. Eines, das nicht flexibel auf die Herausforderungen des Lebens reagieren kann und seine Resilienz verliert. Ein zuvor »geübtes« Verhalten ist für unser Gehirn zudem leichter abzurufen. Es will Energie sparen und wählt vorzugsweise den Weg, den es kennt. Metaphorisch sind dort die Straßen bereits betoniert und entsprechend schnell befahrbar. Inas Nervensystem hatte bereits als Baby gelernt, was in belastenden Situationen zu tun war: abschalten. In ihrer Jugend griff es dann auf genau diese früh einstudierte Schutzstrategie zurück, um sie zu schützen – es schaltete sie ab.

Ina ist weiter auf ihrer Reise und die Regulation begleitet sie dabei. Nach und nach nehmen sich alte Emotionen ihren Raum. Die erweiterten Kapazitäten und das gewachsene »Mehr«, das Ina dadurch halten kann, lassen die Gefühle an die Oberfläche treten. »Vor Kurzem fühlte sich für ein paar Tage mein Kiefer komisch an. Ohne dieses Wissen wäre ich damit wieder zu irgendeinem Arzt gerannt. Aber so habe ich daran gedacht, wie du erzählt hast, dass Wut im Kiefer sitzen kann. Das hat bei mir Resonanz ausgelöst, und ich kam zu dem Schluss, dass gerade etwas in mir verarbeitet wird, dass mein Körper etwas Altes prozessiert. Und ich hatte ein inneres Wissen, dass er genau weiß, was er tut. Es war so ein Gefühl. Deshalb habe ich meinen Kiefer bewusst entspannt, ihn bewegt und ihm die Freiheit gegeben, sich zu bewegen, wenn ich spürte, dass es gerade hilfreich war. Nach ein paar Tagen war das Gefühl weg. Ich kann es nicht beschreiben. Aber das innere Wissen, dass hier etwas Altes aus meinem Körper geht, hat mir dabei geholfen, auch darauf zu vertrauen, dass mein Körper das kann. Ich habe mir selbst gesagt: ›Das Gefühl gehört jetzt dazu, es ist Teil meines Prozesses. Und es darf da sein, ohne dass ich es gleich entfernen muss. Ohne das neue Wissen hätte ich das niemals einordnen können.‹«
Heute ist Ina »hier«. Sie ist im Spüren, es ist eine Bandbreite von Gefühlen möglich, und ihr System steckt nicht mehr am unteren Ende der Leiter fest. Das Leben fordert uns heraus, aber Ina fühlt sich besser ausgerüstet, mit diesen Herausforderungen umzugehen. Auf meine Frage, wie es ihr heute geht, sagt sie: »Gut.« Sie lächelt und fügt hinzu – und ich schreibe jetzt im O-Ton: »Der Kurs hat mir so viel Verständnis gebracht. Ich dachte immer, es muss eine schnelle Lösung geben. Aber eine große Erkenntnis ist, dass es ein langsamer Weg ist, auf dem ich Fehler machen darf. Das habe ich mir früher überhaupt nicht erlaubt.«
Ich danke dir von Herzen für dein Vertrauen, Ina.

HOCHSENSIBILITÄT, TRAUMA UND DIE ROLLE DES NERVENSYSTEMS

Inas Geschichte lädt in meinen Augen dazu ein, zumindest kurz auf die Rolle der Sensibilität einzugehen. Früher glaubte man, Sensibilität ließe sich in zwei Kategorien einteilen: »normal sensibel« und »hochsensibel«. Heute hingegen wird Sensibilität als ein breites Spektrum betrachtet. Man nimmt an, dass es von Natur aus unterschiedlich sensible Menschen gibt – eine Variabilität, bei der auch genetische Faktoren eine Rolle spielen könnten. Dabei scheint das Risiko, traumatisiert zu werden, für sensiblere Menschen höher zu sein als für weniger sensible. Da das Nervensystem und seine Regulation in meinem privaten und beruflichen Alltag eine wichtige Rolle spielen, frage ich mich manchmal, was bei sehr sensiblen Menschen wohl zuerst da war: die Dysregulation oder die Sensibilität?

Heute wissen wir, dass ein Trauma unser Gehirn beeinflusst und bleibende Veränderungen hervorrufen kann. Gleichzeitig zeigt uns die Neuroplastizität – die Fähigkeit des Gehirns, sich ein Leben lang anzupassen und neu zu lernen –, dass diese Veränderungen nicht dauerhaft negativ sein müssen.

Dieser Prozess ist nicht auf die Kindheit begrenzt, sondern bleibt unser ganzes Leben aktiv, und er kann sowohl belastende als auch heilsame Entwicklungen fördern. Egal wie alt wir sind. Aber wie ist das mit Kindern, die angeblich hochsensibel oder gefühlsstark zur Welt kommen? Kinder, von denen wir meinen, sie wären nicht traumatisiert? Die Zustände der Nervensysteme von Eltern und anderen wichtigen Bezugspersonen werden häufig zu wenig beachtet. Der systemische Einfluss, der beispielsweise auch bei Schreibabys eine Rolle spielt, bleibt oft unerkannt. Wer blickt schon wirklich tief in die Geschichte der Eltern und der Großeltern? Wer weiß schon, wie zwischenmenschliche Beziehungen tatsächlich ablaufen und in welchen Zuständen die Nervensysteme der Bezugspersonen sich die meiste Zeit über befinden?

Diagnosen können hilfreich sein, um uns selbst besser zu verstehen. Sie können ein Gefühl der Erleichterung mit sich bringen: »Jetzt habe ich endlich Klarheit.« Sie können Handlungsoptionen aufzeigen und uns von der Hilflosigkeit in die Mobilisierung bringen, wenn in uns die Überzeugung wächst: »Jetzt kann ich endlich etwas tun!« Sie können uns Orientierung bieten, indem sie zeigen, wohin wir schauen können, um mehr zu verstehen und weiterzulernen. Sie können also ein Anfang sein – nicht das Ende.

Ich erlebe immer wieder Menschen (vor allem Eltern), bei denen die meistens selbst gestellte Diagnose »hochsensibel« dazu führt, dass sie an einem bestimmten Punkt innehalten: Fall abgeschlossen, Erklärung gefunden. Plötzlich scheint alles einen Sinn zu ergeben – jeder Gefühlsausbruch, ob der eigene oder der ihres Kindes, wird durch diese Linse betrachtet und als geklärt angesehen. Jedes Verhalten, bei dem wir aufmerksam werden und nach Antworten suchen sollten, wird ab dem Moment abgetan – im Sinne von: »Ja, so ist sie, unsere Sophie. Sie ist hochsensibel. Wie ihre Mutter.« Dass allerdings Sophies Mutter eine Traumageschichte hat und Sophies Oma ständig grenzüberschreitend agiert, dass im Familienklima jede Menge unterdrückte Emotionen mitschwingen, der Vater narzisstische Tendenzen hat und Sophie mit ihren emotionalen Ausbrüchen irgendwie versucht, die Erwachsenen zum notwendigen Hinsehen und Handeln anzuregen, fällt komplett unter den Tisch. Weil die Erwachsenen jetzt »wissen«, was mit Sophie »nicht stimmt«. Eine Diagnose birgt das Risiko, dass man nicht mehr nach links oder rechts sieht und eine Art Tunnelblick entwickelt. Und manchmal liegt man damit einfach daneben.

Diagnosen können manchmal auch als Schutzschild dienen, um die dahinterliegenden Ängste zu verbergen oder um für unreflektiertes Verhalten eine scheinbar plausible Erklärung zu haben: Der kleine Pascal darf nicht mehr mit zu vielen Kindern im Sandkasten spielen, seit seine Familie glaubt, dass er hochsensibel ist. Bei mehr als vier Kindern greift sein Vater ein, auch wenn Pascal ganz friedlich seinen Bagger verbuddelt und mitten im Spiel ist. »Komm, wir gehen, sonst wird dir das nur alles wieder zu viel«, sagt er knapp und schnappt sich die Spielsachen. Pascal steht auf und geht wortlos mit. Wem war es jetzt wirklich zu viel? Und warum protestiert Pascal nicht? (Wenn du Mutmaßungen anstellen willst, bringen die Ausführungen zum »Bambi-Reflex« ab Seite 171 eventuell Licht in die Sache. Oder Pascal war für heute ohnehin schon fertig mit dem Spielen – wer weiß?)
In manchen Fällen sind die intensiven Gefühle und die Sensibilität von Kindern völlig natürlich und angemessen, ohne dass sie als besonders »hoch« betrachtet werden müssen. Es kann sein, dass wir als Eltern einfach überfordert sind, weil es für uns in unserer eigenen Kindheit notwendig war, möglichst wenig zu spüren. Vielleicht durften unsere eigenen »großen« Gefühle damals einfach nicht sein. Wir sind es dann, die niemals gelernt haben, damit umzugehen. Trifft das zu, gilt es für uns, genau das nachzuholen. So lernen wir weiter – manchmal auch zeitgleich mit unseren Kindern. Das macht demütig und ist eine wertvolle Erinnerung daran, dass wir auch als Erwachsene noch lange nicht alles wissen.
Diagnosen können uns eine Ausrichtung und ein Gefühl von Zugehörigkeit geben. Sie können Anhaltspunkte für unsere weitere Reise der Selbstentfaltung sein und Licht in bisher wenig erkundete Bereiche werfen, die unsere Aufmerksamkeit fordern. Aber sie dürfen niemals als Ausrede dienen, um unsere Verantwortung abzuschieben.

Ob nun eine große Sensibilität, Reizempfindlichkeit oder sehr starke Gefühle – ich möchte das Nervensystem in diese Betrachtung einbeziehen, weil ich überzeugt bin, dass es uns neue Antworten liefern kann, in Bereichen, die noch lange nicht ausreichend erforscht sind. Vermutlich liegt das auch daran, dass menschliche Empfindungen so vielfältig sind und unzählige Varianten kennen. Wenn die Forschung nahelegt, dass transgenerationale Traumata sogar über zwei Generationen zu Veränderungen in der Reizverarbeitung und im Verhalten führen können, öffnet das die Türen für so manch interessante Überlegung. Der Blick auf das Trauma, insbesondere das transgenerationale Trauma und dessen Auswirkungen auf nachfolgende Generationen sowie das Nervensystem, kann viele wertvolle Hinweise und Antworten liefern. Diese Einsichten könnten letztlich zu echter Erleichterung führen, wenn wir sie in die Praxis umsetzen. Die Frage, die mir immer wieder durch den Kopf geht und die ich dir zur Reflexion anbieten möchte, lautet: Bin ich wirklich hochsensibel, oder bin ich vielleicht einfach sensibel und gleichzeitig häufig oder ständig dysreguliert? Ich habe keine Antwort darauf, weder für dich noch eine allgemeingültige. Ich lade dich ein, diesen Gedanken auf deiner Reise bei dir zu tragen, wenn du dich selbst als hochsensible Person bezeichnest. In ein paar Wochen oder Monaten, wenn die Regulation deines Nervensystems für dich bereits zu deinem Alltag gehört, kommt dir diese Frage vielleicht noch mal in den Sinn. Ich bin gespannt auf deine persönliche, ganz individuelle Beobachtung dazu.

TRIFF DEN SYMPATHIKUS: »ICH KANN UND ICH MUSS – JETZT!«

Ist das sympathische Nervensystem aktiv, befinden wir uns im Zustand von Kampf oder Flucht. Egal ob der Löwe wirklich da ist, oder nicht: Alles in uns reagiert so, als würde er auf uns zukommen. Die

Neurozeption stellt fest, dass wir handeln können – und müssen. Sofort, ohne Verzögerung, mit all unserer Energie, bevor es zu spät ist! Weglaufen oder kämpfen. Also, los geht's! Wir sind mobilisiert. Der Körper bringt jegliche verfügbare Energie genau für dieses Ziel auf: Das gesamte System ist auf Überleben ausgerichtet. Das wiederum hat zur Folge, dass alle anderen Systeme zurückstecken. Denn natürlich ist es grundsätzlich wichtig, eine funktionierende Verdauung zu haben und ein starkes Immunsystem. In einem Moment akuter Gefahr ist es deinem Nervensystem jedoch völlig egal, ob diese Systeme mit voller Leistung arbeiten oder nicht. Überleben hat Vorrang, also wird alles auf Sparflamme gestellt. Und eigentlich sollte das ja auch nur für eine kurze Zeit der Fall sein – bis wir dem Löwen davongelaufen sind. So lange ist es kein Problem, mal eben die »Stopptaste« für alles andere zu drücken. Aber viele von uns leben jahrelang oder auch Jahrzehnte in einer Dysregulation. Das ist es, was traumatische Erfahrungen und chronischer Stress bewirken.

Verbringen wir zu viel Zeit unter Stress, ohne ausreichend Zeit zur Erholung zu haben, hat das zahlreiche negative Auswirkungen auf unseren Körper. Das ist ein Schlüsselfaktor in der Entwicklung zahlreicher schmerzhafter körperlicher und psychischer Symptome.[28] Eine Reihe an sich gegenseitig bedingenden Vorgängen sorgt für Chaos im Körper.

Andere Körpersysteme wie die Verdauung und das Immunsystem können beispielsweise für eine gewisse Zeit nur mit 50 Prozent der Kraft, die sie eigentlich bräuchten, laufen. Der Zustand unseres Nervensystems beeinflusst die Verdauung, die Hormonbalance, unsere Herzfrequenz, das muskoskeletale System (Muskeln, Knochen, Gelenke, Bänder, Sehnen, Faszien), die Körperhaltung und -temperatur, unsere Reizverarbeitung – das meine ich, wenn ich sage, dass unser Nervensystem *alles* beeinflusst. Verbringen wir lange Zeit dysreguliert, beginnt unser Körper sogar, Muskelmasse abzubauen, um den enormen Energiebedarf zu decken. Alles fürs Überleben. Führt man sich das vor Augen, wird verständlich, in welchem Zusammenhang langfristige Dysregulation und Autoimmunerkrankungen, chronische Krankheiten[29, 30] und chronische Schmerzen[31] stehen können.

Aus einer sympathischen Aktivierung können wir wesentlich schneller in den ventralen Zustand zurückkehren als aus dem dorsalen Zustand. Das liegt daran, dass die Nervenenden myelinisiert sind – also wie mit einer isolierenden Schicht umhüllt –, wodurch Informationen besonders schnell übertragen werden können.

Menschen, die zu einer sympathischen Dysregulation neigen, sollten ihren Koffeinkonsum einschränken oder ganz darauf verzichten. Neigst du jedoch zu einer dorsalen Dysregulation, ist Koffein etwas, mit dem zu experimentieren sich vielleicht lohnt: Es kann sein, dass es zu einer besseren Regulation beiträgt.

Der Sympathikus sitzt im Oberkörper, daher spüren wir ihn auch hauptsächlich dort. Eine sympathische Aktivierung könnte sich beispielsweise durch einen schnellen Herzschlag, flache Atmung, Spannen in der Brust und Enge in der Kehle bemerkbar machen.

Lass uns genauer betrachten, wie du deinen Sympathikus wahrnimmst und welche Empfindungen in deinem Körper dabei besonders deutlich spürbar sind.

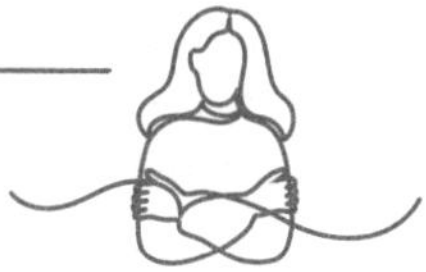

DEN SYMPATHIKUS HERVORRUFEN

Um deine Wahrnehmung zu schärfen und den Sympathikus besser kennenzulernen, können wir ihn gezielt aktivieren – in drei einfachen Schritten. Für diese Übung benötigst du Stift und Papier.

1. **Ist-Zustand wahrnehmen:** Wie fühlst du dich gerade? Welche Körperempfindungen sind präsent? Wie ist deine Atmung? Wo spürst du sie? Fühle für einen Moment in dich hinein. Nur so lange, wie es für dich in Ordnung ist. Wird es unangenehm, orientiere dich im Raum und bring deine Aufmerksamkeit so nach außen. Notiere, was du feststellst.
2. **Körperliche Anstrengung:** Nun laufe ein paarmal im Kreis oder mach einige Hampelmänner. Irgendeine Art von körperlicher Anstrengung, die dir gerade möglich ist. Nimm direkt im Anschluss erneut wahr, was sich in dir verändert und was du spürst. Notiere auch das. Auf diese Weise hast du nun eine Aktivierung bewusst hervorgerufen.
3. **Achtsames Herunterkommen:** Achte nun darauf, wie dein System von der stärkeren Aktivierung wieder »herunterreguliert« und etwas mehr zur Ruhe kommt. Beobachte auch jetzt, was du spürst. Wie und wodurch bemerkst du, dass du wieder runterkommst?

Ist es dir nicht möglich, deinen Körper auf diese Weise zu aktivieren oder möchtest du noch weiterforschen, kannst du dir auf einem Filmstreifen vor deinem geistigen Auge ein Erlebnis vorstellen, bei dem du leicht sympathisch aktiviert warst. Wenn du möchtest, frage dich bei deinen Betrachtungen: Was bringt dich in einen leicht sympathischen Zustand? Wie fühlt sich das für dich an? Für mich ist das zum Beispiel die Vorstellung, morgens in Eile zu sein, weil die Kinder rechtzeitig in die Schule und den Kindergarten müssen. Oder der Moment, wenn ich auf ein wichtiges Ergebnis warte und beim Arzt anrufe – wobei das auch das Potenzial hat, mich tiefer in die Dysregulation zu bringen. Wähle dein vorgestelltes Szenario daher achtsam. Möglicherweise gerätst du in eine sympathische Aktivierung, wenn du Auto fährst und plötzlich jemand vor dir einschert, oder wenn Besuch auftaucht, den du in diesem Moment eigentlich gar nicht empfangen möchtest. Wir möchten hier nur sanft in die Empfindungen hineinschnuppern, ohne uns darin zu verlieren. Um mehr Abstand zu schaffen, lässt du die Situation bewusst auf einer imaginären Leinwand ablaufen, anstatt direkt in sie einzutauchen. Nachdem du dich kurz in einen Zustand milder sympathischer Dysregulation hineingefühlt hast, halte deine Erkenntnisse fest und ergänze deine autonome Leiter. Sehen wir uns jetzt häufige Gedanken, Gefühle, Körperempfindungen und Verhaltensweisen im sympathischen Zustand des Nervensystems an. Ergänze deine persönliche Leiter mit den Punkten, die auf dich zutreffen.

WIE FÜHLT SICH DER SYMPATHIKUS AN?

Gefühle	Körperempfindungen
gereizt, genervt, verärgert, besorgt, frustriert, Angst, Dringlichkeit, Wut, Rage, ängstlich, Panik oder Panik Attacken. Burn-out	schneller Herzschlag, alle Sinne alarmiert und geschärft, schnelle Atmung, Muskeln angespannt, Enge in der Brust, zittern, schwitzen, Schwindel, Ohnmacht, schwitzige Hände, Wallungen/Hitze
Gedanken	**Verhalten**
Ich muss schnell sein. Ich muss das jetzt tun, sonst geht alles schief! Ich habe keine Zeit! Das geht sich nicht aus! Ich kann ihnen nicht vertrauen. Sind sie bös auf mich? Ich bin zu spät!	Entspannen und langsamer machen ist nicht möglich. Kontrollzwang, stets am Arbeiten und »auf dem Sprung«, nicht stoppen können, nicht wissen wann genug ist, Schlafprobleme, Perfektionismus, ständig rechtfertigen, überreagieren

Im sympathischen Zustand werden wir reizsensibler, unsere Sinne schärfen sich. Wir sind mit unserer Wahrnehmung im Außen: Wir wappnen uns, liegen auf der Lauer oder laufen um unser Leben – je nach Grad der sympathischen Dysregulation (1–10). Stellen wir uns wieder den Löwen vor, der hinter uns her ist, ergibt das durchaus einen Sinn. Ist der Löwe weit entfernt und nur am Horizont zu sehen, sind wir aufmerksam, behalten ihn im Blick und bereiten uns auf mögliche Bewegung vor (ungefähr Stufe 1–3). Kommt er näher, müssen wir besonders wachsam sein und dürfen keinen Fehler machen – Zeit, sich schnell in Sicherheit zu bringen (etwa Stufe 4–6). Ist der Löwe direkt hinter uns, rennen wir um unser Leben, so schnell wir können (etwa Stufe 7–10).

Immer sind wir hier sympathisch erregt, nur unterschiedlich stark. Wir haben keine Zeit, uns zu entspannen, uns mit uns selbst zu verbinden, mit uns Kontakt aufzunehmen, unseren Körper zu spüren und ihn bewusst wahrzunehmen. Das dürfen wir gar nicht, wenn ständig eine Gefahr lauert. Stell dir einmal vor, das Nervensystem nimmt wahr, dass der Löwe sich nähert, und du sagst: »Ich möchte mich etwas hinlegen, ich bin ganz schön erschöpft von dem anstrengenden Tag. Etwas Entspannung wird mir guttun. Ab auf die Couch!« Dann wird das Nervensystem dich fragen, ob du verrückt geworden bist und dich noch mehr antreiben: »Da ist der Löwe! Siehst du ihn nicht? Wenn du dich entspannst, bist du tot!« Das kann es nicht zulassen, und so wirst du auf der Couch keine Entspannung finden, sondern noch mehr innere Unruhe, unangenehme Körperempfindungen und Anspannung.

DAS NERVENSYSTEM UND DIE ATMUNG

Die Atmung ist ein unmittelbares Werkzeug zur Regulation. Mit ihrer Hilfe können wir unseren Zustand sowohl stabilisieren als auch aus dem Gleichgewicht bringen. Wenn wir uns im sympathischen Zustand oder in der Starre befinden, sehnen wir uns nach mehr Entspannung. Hierbei möchten wir den Parasympathikus aktivieren, der für Ruhe sorgt. Das erreichen wir, indem wir kürzer einatmen und länger ausatmen. Die verlängerte Ausatmung stimuliert den Parasympathikus und fördert Entspannung.

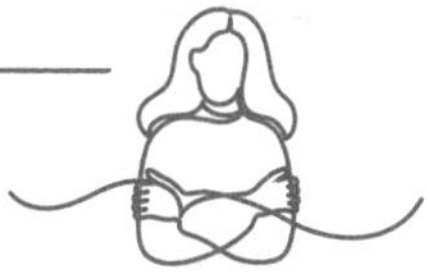

REGULATIONSRESSOURCE: 4-7-8-ATMUNG

Diese Atemübung eignet sich bei sympathischer Dysregulation und Starre, nicht bei dorsaler Dysregulation. Sie ist einfach auszuführen, zudem kannst du sie an deine Bedürfnisse anpassen. So kannst du daraus beispielsweise auch eine 3-5-7-Atmung machen. Entscheidend ist, dass deine Ausatmung länger dauert als deine Einatmung.

So wird's gemacht:

1. Atme zunächst einmal entspannt und in deinem eigenen Tempo aus.
2. Atme durch die Nase ein und zähle dabei gedanklich bis 4.
3. Halte die Luft an und zähle dabei gedanklich bis 7.
4. Atme sanft durch den Mund aus, als würdest du eine Kerze ausblasen, und zähle dabei bis 8.
5. Wiederhole das noch weitere zwei Mal.
6. Spüre wieder nach. Was nimmst du wahr? Kleine Shifts, größere Veränderungen – alles darf sein. Merkst du einen Unterschied? Was macht deine Atmung? Wie ist dein allgemeines Befinden? Musst du gähnen? Entfährt dir ein spontaner Seufzer? Spürst du den Wunsch, dich zu bewegen?

Variante: 4-7-8 trifft Ujjayi

Die 4-7-8-Atmung lässt sich wunderbar mit dem Ujjayi aus dem Yoga verbinden. Stell dir vor, einen Spiegel anzuhauchen, und übe zunächst durch den offenen Mund. Versuche anschließend, diese Qualität der Ausatmung mit geschlossenem Mund zu erzeugen. Es entsteht ein sanftes Reiben in der Kehle, ähnlich wie Meeresrauschen. Sobald dir das gelingt, erweitere diese Technik auch auf die Einatmung. Bei der Kombination mit der 4-7-8-Atmung atmest du dann vollständig durch die Nase – beim Ein- und Ausatmen.

Wenn wir uns im dorsalen Zustand befinden, geht es nicht darum, zusätzliche Entspannung herbeizuführen – vielmehr benötigen wir sanft mehr Energie im System, um uns schrittweise aus diesem Zustand zu lösen. Es ist vergleichbar mit dem behutsamen Wecken eines Murmeltiers aus dem Winterschlaf: Ein achtsamer Prozess, der sicherstellt, dass es sich weder bedroht noch überfordert fühlt. Stellen wir uns vor, wir würden versuchen, es abrupt mit lauten Geräuschen oder hektischen Bewegungen zu wecken. Das wäre, als würde das Murmeltier verschlafen blinzeln, nur um sich plötzlich inmitten einer überfüllten U-Bahn wiederzufinden. Die Reaktion wäre klar: Es würde sich vor Schreck noch tiefer in seinen Bau zurückziehen – genau das wollen wir unbedingt vermeiden.

Stattdessen möchten wir unser Nervensystem behutsam einladen, langsam wieder aktiv zu werden. Kleine, gezielte Impulse – weder zu stark noch zu schnell – können hier Wunder wirken. Das bedeutet auch, Techniken wie die Feueratmung aus dem Yoga oder die intensiven Atemübungen der Wim-Hof-Methode zu meiden, da diese die Dysregulation verstärken können.

Sanfte und regulierende Atemtechniken hingegen bieten eine Möglichkeit, Schritt für Schritt mehr Energie ins System zu bringen, ohne es zu überfordern. Es geht darum, dem Nervensystem Sicherheit und Stabilität zu vermitteln, sodass es sich sicher genug fühlt, sich langsam aus dem Rückzug zu lösen. Die folgende Atemübung eignet sich gut, um diesen Prozess zu unterstützen:

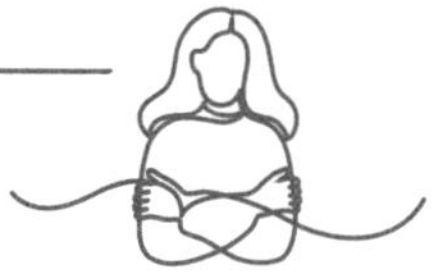

REGULATIONSRESSOURCE: ZWEITEILIGE KURZATMUNG BEI DORSAL

Um langsam und vorsichtig etwas mehr Energie ins System zu bringen, bietet sich die zweiteilige Kurzatmung an.
So wird's gemacht:

1. Atme kurz durch den Mund ein.
2. Atme kurz durch den Mund aus.
3. Wiederhole das.
4. Spüre nach.

Es ist also ganz einfach: ein – aus – ein – aus. Ganz kurz, nicht tief. Danach stoppst du und atmest wieder normal. Gib deinem System etwa eine Minute Zeit, um nachzuspüren. Zu viel auf einmal würde das Nervensystem überfordern – der dorsale Zustand mag es nicht, wenn Energie zu schnell hinzugefügt wird. Deshalb: langsam und in kleinen Schritten. Lass die Information in deinem System ankommen. Falls du das Gefühl hast, dass dir noch etwas mehr Energie guttut, kannst du die Übung nach Bedarf wiederholen. Grundsätzlich gilt: Im dorsalen Zustand streben wir eine gleichlange Ein- und Ausatmung an. Um sicherzustellen, dass du die zweiteilige Kurzatmung korrekt ausübst, findest du sie als Onlinevideo bei den Extras zum Buch.

Merke dir also: Wenn du mehr Entspannung möchtest, verlängere die Ausatmung. Wenn du mehr Energie einladen willst, atme gleichmäßig ein und aus. Je stärker die dorsale Dysregulation, desto sanfter sollte die Technik sein. Eine besonders sanfte Variante ist die zweiteilige Kurzatmung, die du gerade kennengelernt hast.

Wenn du »gut genug« reguliert bist, kannst du mit Atemübungen wirklich aus dem Vollen schöpfen und ausprobieren, was dir guttut. Achte dabei immer wieder auf deine eigenen Bedürfnisse. Mit dem Wissen über die Wirkung der Atemlängen auf deine Regulation kannst du deine Erfahrung gezielt anpassen. Falls du merkst, dass eine sehr aktivierende Atemübung zu viel Energie ins System bringt, kannst du zur 4-7-8-Atmung wechseln, um den Parasympathikus zu aktivieren und deinem Körper zu helfen, wieder in einen ruhigeren Zustand zu kommen.

TRIFF DIE STARRE: »ICH MUSS, ABER ICH KANN NICHT!«

Die Starre – oder auch Freeze – ist ein Mischzustand aus zwei gleichen Teilen dorsal und sympathisch. Im Außen würde man meinen, es ist nichts. Im Inneren aber brodelt es. Dieser Zustand entsteht, wenn die Neurozeption sich nicht sicher ist, ob noch etwas getan werden kann oder nicht: »Können wir weglaufen oder kämpfen? Oder soll ich abschalten, damit wir nichts spüren?« Die Starre ist oft auch mit Scham belegt und mit Fragen wie: »Warum habe ich nichts getan? Warum habe ich nichts gesagt? Warum habe ich mich/sie/ihn nicht verteidigt?« Es kollidieren zwei enorm starke und komplett gegenteilige Kräfte. Die Starre ist ein Zustand mit intensiver Aktivierung – viel Mobilisation, die jedoch auf eine ebenso starke Immobilisierung aus der dorsalen Aktivität trifft. Im Alltag kann sich Starre beispielsweise wie folgt zeigen:

Beispiel: Gloria und das Homeoffice

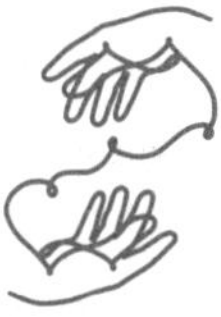

Goria hat viel Arbeit im Homeoffice. Zu viel! Es ist ein derartiger Berg an Aufgaben, dass sie nicht weiß, wo sie anfangen soll. Deshalb tut sie nichts. Abends fragt ihr Lebensgefährte, wie ihr Tag war. Sie antwortet: »Ich bin total fertig. Ich habe nichts geschafft, aber ich muss einfach schlafen. Es war so anstrengend!«

Beispiel: Oskar und das Telefonat

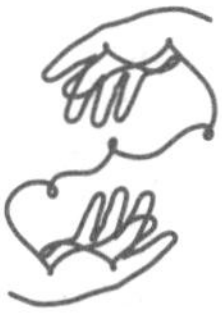

Oskar benötigt dringend die Ergebnisse seiner letzten Untersuchung, weshalb er bei seiner behandelnden Ärztin anrufen muss. Aber er kann nicht. In seinem Kopf überschlagen sich die Gedanken: »Ich muss dort anrufen. Oh nein, ich kann einfach nicht. Doch los, ich muss das wissen. Aber nein, oh Mann, ich schaffe das nicht!«

Nun möchte ich dich zu einer kleinen Reflexion einladen, damit du ein besseres Verständnis darüber gewinnen kannst, wann und wie du den Zustand der Starre erfährst.

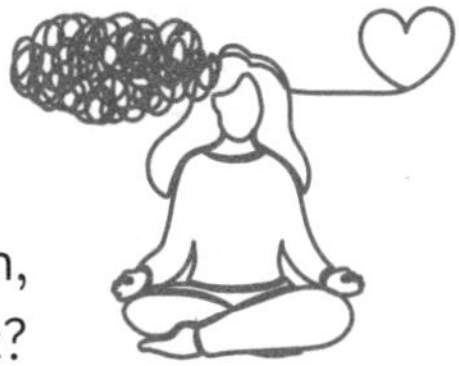

REFLEXION

Kennst du Situationen in deinem Leben, in denen du in den Freeze-Zustand gehst? Vielleicht dann, wenn es um ein schwieriges, aber notwendiges Gespräch geht, darum, deine Wahrheit auszusprechen oder dich kreativ auszudrücken. Dieser Zustand ist oft von Verwirrung begleitet und sehr anstrengend für das Nervensystem. Auch die Gefühle, die mit der Starre einhergehen, stehen häufig im Widerspruch zueinander.

Gedanken wie »Ich muss diese Ehe verlassen, aber ich kann nicht« oder »Ich muss kündigen, aber ich schaffe es nicht« sind Hinweise dafür. Man ist zu aufgeregt, um verzweifelt zu sein. Eine Dringlichkeit besteht, zugleich kommt man nicht vom Fleck. Hat man das Gefühl, gefangen zu sein oder festzustecken, sind dies gute Hinweise darauf, dass man es mit einem Zustand der Starre zu tun haben könnte. Auch Prokrastination ist eine typische Freeze-Verhaltensweise. Findest du dich darin wieder? Nimm dir einen Moment Zeit und reflektiere: »Ich erlebe Starre, wenn ...«

WIE FÜHLT SICH DIE STARRE AN?

Gefühle	Körperempfingungen
überwältigt, Schockstarre, Dringlichkeit und gleichzeitig Leere, festgefahren, verwirrt, uneins, gefangen, zu aufgeregt um verzweifelt zu sein, feststecken	so viel Energie und zugleich Erschöpfung, Energie nicht umsetzen können, Anspannung, ausgelaugt und zugleich nicht entspannen können
Gedanken	**Verhalten**
widersprechen sich: Ich muss, aber ich kann nicht. Ich sollte, aber ich darf nicht. Ich muss hier weg, ich muss da hin! Ich sollte antworten, ich kann nicht antworten!	etwas wollen, aber nicht drauf zugehen können, sich selbst im Weg stehen, gar nicht erst anfangen, etwas sagen zu wollen aber kein Wort rausbringen, denken, aber nicht tun

Die Abstufungen des Freeze-Zustands lassen sich vor allem an ihrer unterschiedlichen Dringlichkeit erkennen. Ein Beispiel für eine mildere Ausprägung, etwa »1–3 Starre«, könnte sein: »Ich sollte das Meeting mit meinem Steuerberater vereinbaren, aber ich schaffe es einfach nicht.« Das ist zwar lästig, aber nicht dramatisch. Es könnten auch zu viele Besorgungen anstehen, sodass nichts erledigt wird und sich die To-dos langsam anhäufen. »3–5 Starre« wäre zum Beispiel mäßige Angst, die auf ein größeres Vermeidungsverhalten trifft. Eine »7 Starre« wäre schon eine sehr starke Aktivierung. Wir haben bereits ein gewisses Gespür dafür, wie sich sympathische und dorsale Zustände anfühlen. Hier haben wir also eine »7 sympathisch«, die auf eine »7 dorsal« trifft. Uff! Es ist eine dringende Bewegung »hin zu« etwas, gemischt mit einer ebenso starken Bewegung »weg von«. Es besteht enorme Spannung im Körper. Eine »10 Starre« bedeutet völligen Stillstand im Außen – keine Bewegung, nicht einmal ein Atemzug. Es herrscht absolute Regungslosigkeit, während im Inneren das Chaos tobt. Dieser Zustand entsteht, wenn etwas uns extrem stark in den Sympathikus katapultiert und gleichzeitig eine tiefgreifende Ohnmacht in uns auslöst.

Beispiel: Cara und der Frisbee

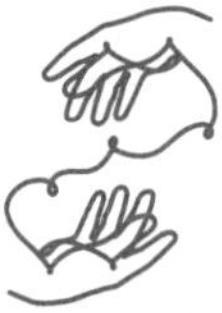

Cara wirft im Park die Frisbeescheibe, während ihr Hund begeistert hinterherjagt, sie sicher schnappt und stolz zu ihr zurückbringt. Dieses Spiel ist ihr gemeinsames Ritual, das sie seit Jahren genießen. Aber heute passiert es: Die Frisbeescheibe kommt vom Kurs ab, und zwar in Richtung der vielbefahrenen Straße. Ihr Hund sprintet los. Cara sieht, dass die Straße immer näher kommt, schon viel zu nahe ist, doch ihr Hund wird nicht langsamer. Er hat nur die Frisbeescheibe im Blick. Cara möchte schreien, sie möchte ihren Hund warnen, sie möchte ... aber sie kann nicht. Sie ist einfach starr, wie eingefroren. Und dann passiert es: Ihr Hund schnappt die Scheibe am Rand des Parks. Cara bricht zusammen, sinkt auf die Knie, und Tränen strömen über ihr Gesicht. Sie zittert am ganzen Körper. Ihr Hund läuft mit der Frisbeescheibe zu ihr, wedelt mit dem Schwanz und möchte weiterspielen.

Was ist in Caras Nervensystem geschehen? Sie hat vom ventralen Zustand blitzschnell in eine extrem intensive Starre gewechselt – und war wie eingefroren. Als ihr System erkannte, dass die Gefahr vorüber war, setzte die Entladung im Sympathikus ein: Zittern. Mit ihren Tränen und der Tatsache, dass sie dieses Erlebnis im Laufe des Tages immer wieder mit anderen teilte, begann sie allmählich, den Schock zu verarbeiten.
Beobachte dich selbst, während du dieses Beispiel liest: Was hast du gespürt? Gab es Anspannung? Hast du den Atem unbewusst angehalten? Es ist gut möglich, dass dieses Beispiel dich kurz in den Sympathikus versetzt hat. Doch als du wusstest, dass alles gut ausgeht, konnte mit einem Aufatmen wieder mehr Entspannung in dein System zurückkehren.

WIE WIR AUS DER OHNMACHT AUSBRECHEN

Wenn du Kinder hast, kennst du wahrscheinlich Situationen, in denen Verwandte mit deinem Kind nicht so umgehen, wie du dir das wünschst. Das Kind bei der Familienfeier »brav« das Essen aufessen lassen, nur damit es eine Nachspeise bekommt, obwohl du zu Hause eine andere Haltung hast. Oder die alte Tante besteht auf das unangenehme Küsschen zur Begrüßung. Und du möchtest so sehr etwas sagen, es tut dir körperlich weh, das zu erleben. Du willst dein Kind schützen – unbedingt! Wärst du ein wildes Tier, würdest du dich zähnefletschend vor die Tante stellen und deine Jungen verteidigen. Du würdest ihr mit allem, was du bist, signalisieren: »Zurück, oder du wirst es bereuen!« Du könntest explodieren, ihr entgegenspringen, sie anschreien – da ist so viel Energie in dir. Herzklopfen, Schwitzen, zusammengepresste Zähne. Aber im Außen bleibt alles ruhig. Eine Ruhe, die eventuell sogar von einem eingefrorenen Lächeln begleitet wird. »Ich muss etwas tun, aber ich kann nicht!« Die Starre kann sich wirklich grauenhaft anfühlen.

Vielleicht kennst du ähnliche Situationen aus deinem Arbeitsalltag. Möglicherweise befindest du dich selbst in der Rolle des »Mädchens für alles« – unabhängig vom Geschlecht –, das stets freundlich und hilfsbereit ist, ständig Kaffee zubereitet und versucht, es allen recht zu machen. Es gibt Menschen, die immer wieder mit ihrem grenzüberschreitenden Verhalten und Frechheiten auffallen, und du ärgerst dich jedes Mal maßlos darüber. In dir brodelt ein Vulkan, der mitreißende Lava ausstößt, aber nach außen hin bleibt alles ruhig. Du nickst nur und machst für alle Kaffee – wieder einmal. Erst zu Hause fallen dir tausend Dinge ein, die du hättest sagen oder tun können. Und beim nächsten Mal wiederholt sich das gleiche Szenario.

Das muss nicht so bleiben. Du hast die Möglichkeit, in dir genug Sicherheit aufzubauen, um nicht mehr in Starre zu verfallen. Du kannst lernen, bei dir zu bleiben, auch wenn dich etwas herausfordert. Es ist ein Prozess, der mit kleinen, aber regelmäßigen Schritten beginnt. Was mich dabei immer wieder beeindruckt, ist die enorme Wirkung dieser kleinen, regelmäßigen Übungen. Es braucht oft gar nicht viel, um große Veränderungen in Gang zu setzen. Du kannst lernen, deine innere Stärke zu aktivieren und deine Stimme hörbar zu machen. Ich glaube fest an dich und dein Vorankommen. Deine verbesserte Regulation, deine erweiterten Kapazitäten und deine innere Sicherheit werden sich in allen Bereichen deines Lebens positiv auswirken. Bleibe dran – es wird sich so sehr lohnen.

Eine gesunde Fight-Reaktion kann sich in einem klaren, unaufgeregten, aber bestimmten »Stopp« äußern. Ein »So nicht« oder »Wir machen das anders« ist oft alles, was es braucht, um die Grenze zu setzen und für sich selbst einzutreten. Vielleicht erlebst du eine Befreiung aus der Starre durch einen kreativen Ausdruck, der endlich fließen kann. Oder du findest den Mut, den Job zu verlassen, der dir nicht mehr guttut. Du lernst, deine Bedürfnisse klarer zu formulieren und neue Wege zu gehen. Wenn die Starre geht, kommt die Bewegung – und mit ihr beginnt, sich alles zu verändern. Die Freiheit, deine Grenzen bewusst zu leben, kann Türen öffnen, von deren Existenz du bisher nicht einmal wusstest.

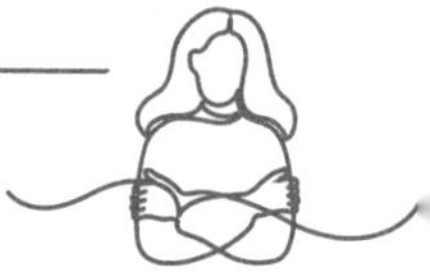

REGULATIONSRESSOURCE: TAPPEN NACH DR. BESSEL VAN DER KOLK

Diese Übung stammt von dem Traumaexperten Dr. Bessel van der Kolk. Sie eignet sich – genauso wie das »Voo« – für jeden Zustand der Dysregulation. Du kannst sie auch verwenden, um deinen regulierten Zustand (eine ventrale Erfahrung) zu vertiefen.

Beim Tappen klopfen wir sanft und in einem angenehmen Rhythmus (etwa zwei Tapps pro Sekunde) mit einem oder mehreren Fingern auf bestimmte Körperstellen. Diese müssen nicht exakt getroffen werden. Tappe jeden genannten Bereich für die Dauer von etwa zehn Sekunden.

Spüre während des Tappens, wie es sich für dich anfühlt und du es in deinem Körper wahrnimmst. Beobachte, wie die Vibrationen sich ausbreiten und wie tief sie reichen. Achte außerdem darauf, welches Geräusch entsteht, wenn du die verschiedenen Stellen tappst, und wie jeder geklopfte Bereich anders klingt. Es geht also ums Hören und Spüren, während du tappst.

Zum besseren Verständnis und Mitmachen ist auch diese Übung online als Video verfügbar.

So wird's gemacht:

1. Nutze vier Finger einer Hand, um auf die Außenseite der anderen Hand unterhalb des kleinen Fingers zu

tappen. Ob du dafür die rechte oder linke Hand wählst, spielt keine Rolle.

2. Tappe anschließend mit denselben vier Fingern auf den Handrücken, im Bereich zwischen deinem kleinen Finger und deinem Mittelfinger.
3. Tappe jeweils mit Zeige- und Mittelfinger auf beiden Seiten oberhalb der Augenbrauen, auf der Stirn, eher an den äußeren Bereichen.
4. Tappe auf Höhe deiner Wangenknochen, wieder mit Zeige- und Mittelfinger.
5. Tappe mit zwei Fingern entlang deiner Lachlinien, seitlich über deinem Mund.
6. Tappe mit deinem Zeigefinger auf den Bereich zwischen Oberlippe und Nase.
7. Tappe mit vier Fingern pro Hand den Bereich unter dem Schlüsselbein. (Hier sind wir auf der Höhe des Sympathikus.)
8. Klopfe erneut mit jeweils vier Fingern pro Hand seitlich auf Höhe der mittleren Rippen, unterhalb der Brüste, auf beiden Seiten.

Spüre nach und lass die neuen Informationen in deinem System »landen«. Nimm dir dafür mindestens ein bis zwei Minuten Zeit, denn dein System benötigt eine Weile, um dir eine Antwort zu geben. Hat sich etwas verändert? Versuche wie immer, auch kleinste Veränderungen wahrzunehmen. Bist du auf der autonomen Leiter um einen Punkt nach oben gestiegen?

Diese Empfindungen habe ich einmal nach dem Tappen festgehalten: »Ich fühle mich entspannt, gut geerdet. Ich spüre meine Füße. Das Aufwecken von Brust- und Schulterbereich hat mir gutgetan. Ich nehme eine tiefere Atmung wahr. Da ist mehr Ruhe. Ich möchte einen Schluck trinken. Ich empfinde ein allgemeines Gefühl von Aufatmen.« Was spürst du? Sind deine Empfindungen ähnlich? Oder ganz anders? Beides ist in Ordnung. Das Nachspüren ist übrigens genauso wichtig wie die Ressource selbst. Wenn du möchtest, kannst du auf das Tappen ein oder mehrere »Voos« folgen lassen. Experimentiere. Langsam, sanft und mit einer Portion Neugierde.

LUCYS GESCHICHTE: VOM STARREN EISBLOCK ZUR REISENDEN HELDIN

»Ich war gefühlt mein ganzes Leben lang auf der Suche. Wonach, wusste ich nicht. Ich habe nur gespürt, dass eine Art Handbremse in mir ist, die mich nicht ich selbst sein lässt. Ich war zum Teil wie gelähmt. Gefangen. Und es bestand eine riesige Sehnsucht in mir rauszukommen«, so beginnt Lucy, mir von ihrem Leben »davor« zu erzählen. Also von jener Zeit, bevor sie als meine Klientin begann, ihr Nervensystem regelmäßig aktiv zu regulieren, wiederholt Kontakt mit sich selbst aufzunehmen und gezielt mit ihrem Körper zu arbeiten.

In Lucy war es schon immer sehr eng, und die Anspannung war so groß, dass sie manchmal das Gefühl hatte, kaum atmen zu können: »Und ich konnte nicht raus. Du kannst ja nicht aus deinem Körper fliehen!« Durch eine Erkrankung ihres Sohnes kamen vor etwa sieben Jahren noch Angstzustände hinzu, wodurch Lucys Leben rasch immer schrumpfte. Die Ängste waren so präsent, dass sie keine Urlaube mehr machen konnte, keine Reisen, keine Ausflüge: »Da kann ja etwas passieren und dann ist kein Krankenhaus in der Nähe!« Wenn sie sich einmal dazu überreden ließ, in die Stadt zu fahren oder das Schwimmbad zu besuchen, hatte sie damit noch tagelang zu kämpfen und war »fix und fertig«.

Sie wandte sich der Körperarbeit zu, da sie bereits so viel gelesen und theoretisches Wissen angesammelt, jedoch keine nachhaltigen Veränderungen in ihrem Leben erfahren hatte. »Irgendwann einmal hatte ich ein ganz konkretes Bild von mir selbst vor Augen: Ich sah mich in einem riesigen Eiswürfel. Mein ganzer Körper steckte in ihm, nur meine Finger ragten heraus. Und mein riesengroßer Kopf, der die ganze Zeit nur am Denken war: Wie komm ich raus? Auch als ich begonnen habe, die Übungen zu machen, war mein Kopf noch sehr laut: Drei Mal atmen? Mich selbst umarmen? Was soll denn dieser Mist? Aber es war genau das Richtige. Alles nur verstehen zu wollen, hat mir nie etwas genützt.«

Neben der Gesundheitsangst, die Lucy im Alltag stark einschränkte, gab es einen weiteren Bereich, in dem sie nicht vorankam und sich selbst sabotierte: die Arbeit. Sobald sie längere Zeit in einer Anstellung war und sich eine gewisse Ruhe hätte einstellen können, dachte sie sich neue Themen aus und entwickelte Symptome, die sie auf ihre Arbeit schieben konnte, um dort nicht bleiben zu müssen. »Ich habe in all den Jahren so sehr mit mir selbst gekämpft, aber den Kampf hat niemand im Außen mitbekommen. Ich habe so oft gehört: ›Mach doch endlich was. Erfolg hat drei Buchstaben: Tun!‹ Und immer habe ich mir gedacht, dass ich einfach nicht kann. Mein Kopf ist die ganze Zeit gerast, aber mein Körper war gefangen. Ich habe mir immer noch mehr Druck gemacht.« Lucy hatte lange Zeit das Gefühl, nichts erreichen zu können, nie etwas zu schaffen und zu nichts fähig zu sein. Auf ihrer Reise der Selbsterkundung konnte Lucy eine weitere prägende Erfahrung erkennen: »Ich habe überlegt, wieso ich nie innere Sicherheit verspürte. Dann habe ich mich daran erinnert, dass ich als kleines Baby eine Hirnhautentzündung hatte und zur Behandlung zwei Monate lang in einem Krankenhaus sein musste. Meine Mutter pendelte mit dem Zug hin und her, um mich zu besuchen. Ich war dort als Baby allein.«

Ich frage Lucy, warum sie trotz des lauten kritischen Teils in ihr, der glaubte, dass diese kleinen Übungen nichts bewirken würden, weiterhin drangeblieben ist. Sie erzählt: »Ich habe schnell gemerkt, dass ein kleiner Raum in meinem Brustkorb entsteht, wenn ich die kurzen Übungen mache. Ein Bereich, der nicht angespannt ist. Für ein paar Minuten konnte ich aufatmen. Damals habe ich mir gedacht, wenn dieser kleine Raum in mir entstehen kann, dann muss ich ihn auch vergrößern können. Das hat mich dranbleiben lassen.« Es ist nun etwas mehr als ein Jahr vergangen, in dem Lucy sich kontinuierlich ihrer Regulation gewidmet hat. Ich möchte erfahren, welche Veränderungen sie in dieser Zeit erlebt hat. »In diesem Jahr habe ich gemerkt, wie viel Bewegung ich schon zugelassen habe und wie präsent ich geworden bin. Ich konnte mit meiner Schwester eine Zugreise nach Südtirol unternehmen und wir sind dieses Jahr sogar nach Kroatien gefahren. Ein fremdes Land, wo man eine andere Sprache spricht – das wäre früher nicht vorstellbar gewesen. Ich hatte immer mein Handy und meine Kopfhörer dabei und habe mir unsere Übungen angehört. Das war mein Anker. Ich habe mehr Kraft, Energie und Vertrauen, um etwas zu unternehmen. Mein Mann, der auch so ein Typ ist, dass er eher gern daheimbleibt, wird nun gefordert. Das bringt eine ganz andere Dynamik in unsere Ehe. Der Gedanke ›Ich kann das nicht‹ kommt mir kaum noch in den Sinn. Früher dachte ich immer, dass ich eh nichts kann und dass ich nicht gut genug bin. Es hat sich ein ganz neuer Raum an Möglichkeiten aufgetan. Ich habe einen neuen Job gefunden. Wenn ich merke, dass ein Teil von mir flüchten will, wende ich mich der Herausforderung zu und weiß, dass ich sie bewältigen kann. Ich bleibe bewusst in diesem Job, weil ich das lernen will. Außerdem habe ich mich selbstständig gemacht und erlebe dabei sehr viel Schönes. Ich hätte mir das früher nie zugetraut. Ich traue mich auch meinen Eltern gegenüber mehr. Vor ein paar Monaten bin ich am Telefon in einer Diskussion mit meinem Vater zum ersten Mal in meinem Leben standhaft geblieben. Ich blieb bei meiner Meinung, ließ ihn wüten. Ich habe es wirklich geschafft, mir treu zu bleiben und nicht klein beizugeben. Wenn ich irgendwo bin, merke ich, ich kann es genießen und bin viel präsenter. Ich fühle mich angekommener. Ist es bescheuert zu sagen – mit 43 Jahren –, dass ich mich endlich *lebendig* fühle? Ich habe verstanden, dass ich nicht meine alten Muster bin. Und jetzt möchte ich mehr von ›mir‹ kennenlernen. Heute sage ich, ich gebe jetzt alles. Weil ich es der kleinen Baby-Lucy schuldig bin, dass sie ihr Leben bekommt.«

Ich spüre, dass unser Gespräch, zu dem ich sie für dieses Buch gebeten habe, langsam zum Ende kommt. Zum Abschluss frage ich Lucy: »Hast du das Gefühl, alles gesagt zu haben? Oder gibt es noch etwas, das dir wichtig ist und das die Lesenden wissen sollten?«

Lucy überlegt kurz. Dann lächelt sie und sagt etwas so Schönes, dass es fast schon zu kitschig und klischeehaft klingt, um wahr zu sein. Und doch ist es ihre gelebte Realität und zeigt uns, was möglich ist, wenn wir beginnen, uns selbst in die innere Sicherheit zu führen: »In der Zeit von Social Media, Podcasts und so weiter sucht man immer im Außen. Aber was ich jetzt verstanden habe, ist, dass das größte Wunder in dir selbst ist. Wenn du verstehst, wie das Nervensystem arbeitet, was es mit deinen Gedanken macht, mit deinen Gefühlen. Das Wissen im Außen kannst du dazunehmen, aber wenn du einen neuen Raum an Möglichkeiten für dich erschaffen willst, dann arbeite mit dir selbst. Ich habe immer im Außen nach einem Helden gesucht. Ich habe immer geglaubt, dass ich jemanden brauche, der mich rettet. Weil ich zu schwach bin. Aber wenn du mit deinem eigenen Körper arbeitest, dann wirst du zu deinem eigenen Helden. Das ist so machtvoll. Und das sagt dir niemand. Ich dachte immer: Ich kann das nicht. Und ich erfahre gerade, dass ich das sehr wohl alles kann.«

TRIFF VENTRAL: »ICH KANN!«

Der ventrale Zustand steht für Sicherheit und Entspannung. Unsere Energie ist ausgeglichen, und sämtliche Körperfunktionen wie Verdauung und Immunsystem arbeiten optimal. Für chronisch kranke Menschen wirkt dieser Zustand wie eine natürliche Medizin, die Gesundheit fördert. In diesem Zustand sind wir in der Lage, Verbindung zu uns selbst und zu anderen aufzubauen. Sinnlichkeit, Lust auf Intimität, Begehren – für all das braucht es immer ein hinreichendes Maß an Regulation: manchmal gemischt mit etwas Sympathikus für eine Prise Abenteuer, manchmal gemischt mit ein wenig dorsaler Aktivität für Hingabe und Fallenlassen. Ventral ist die Empfindung von: »Ich kann. Ich bin präsent im Hier und Jetzt. Ich bin kreativ. Mein Körper ist im Einklang. Ich habe Zeit, ich bin fähig.«

WIE FÜHLT SICH VENTRAL AN?

Gefühle	Körperempfingungen
präsent im Hier und Jetzt, sicher in mir selbst, mit anderen und in der Welt, offen, in sich ruhend Freude kreativ, Flow, zufrieden, im Einklang, Verlangen	voller Energie aber nicht zu viel, entspannt, bereit. Der Körper ist im Einklang, alles arbeitet gut zusammen, es fühlt sich »genau richtig« an.
Gedanken	**Verhalten**
Ich habe genug Zeit. Ich bin fähig. Ich spüre in mich rein, bevor ich Entscheidungen treffe. Ich bin am richtigen Ort zur richtigen Zeit. Ich bin genug. Ich bin gut so, wie ich bin. Ich vertraue.	verbunden mit mir selbst, mit der Welt um mich herum, mit anderen Menschen, authentisch, geerdet, eigene Wahrheit lebend, Freude, Spiel, Leidenschaft und Abenteuer möglich

Ich lade dich ein, deine Gedanken im Alltag zu beobachten und dir selbst bewusst zu werden, wenn du auf der Leiter weiter nach unten gerutscht bist: »Ah, ich bin wieder einmal dysreguliert. Mein präfrontaler Kortex (dort wohnen Logik und Vernunft) ist offline, ich darf mich jetzt gerade also nicht ernst nehmen.« Wissen wir über unsere Zustände des Nervensystems, die Dysregulation und ihre Folgen Bescheid, können wir sie auch nach und nach immer besser in anderen erkennen. Im aktiven Überlebensmodus ist es nicht möglisch, logisch zu denken oder klar zu sehen. Mit dem Wissen um diesen Mechanismus wird es leichter, Beziehungen bewusst zu gestalten.

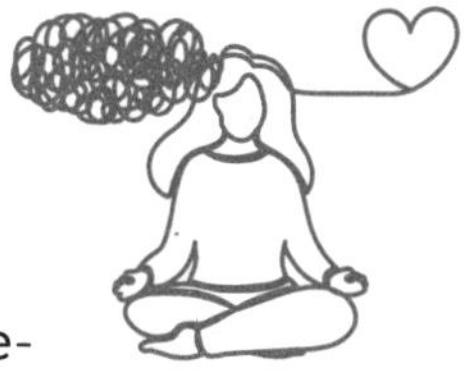

REFLEXION: WIE ERLEBE ICH DEN VENTRALEN ZUSTAND?

Jetzt möchte ich dich einladen, ganz bewusst in »dein« Ventral einzutauchen. Wie fühlt sich ventral für *dich* an? Wie nimmst *du* diesen Zustand wahr? Welche Empfindungen, welche Gedanken und Gefühle sind dabei für dich präsent? Um erste Antworten auf diese Fragen zu finden, lade ich dich ein, dich jetzt bewusst und mit deiner ganzen Aufmerksamkeit in die höchste ventrale Erfahrung hineinzuversetzen, an die du dich in diesem Moment erinnern kannst. Was war das Schönste, Größte, Erstaunlichste oder Beeindruckendste, das du jemals erlebt hast? Verzichte ganz bewusst auf die Leinwand – wir wollen nun mitten in diese Erfahrung hineintauchen und sie so sehr »anzapfen« wie möglich. Tauche tief in diese Erinnerung ein und spüre nach, wie es sich für dich anfühlt. Was nimmst du in deinem Körper wahr? Wie reagierst du? Welche Gedanken kommen dir dabei? Erforsche dieses Gefühl ganz bewusst und halte deine Beobachtungen fest. Was trägst du im Bereich »ventral« auf deiner Leiter ein?

Im ventralen Zustand erkennen wir unsere Werte klar und können unser Handeln danach ausrichten. Dieser Zustand bringt eine tiefe Zufriedenheit mit sich, ein Gefühl von Zugehörigkeit und Wert. Wir wissen, dass wir unseren Platz in der Welt haben. Ventral bedeutet nicht zwangsläufig Aktivität oder sprudelnde Lebendigkeit – auch eine tief empfundene Ruhe kann eine ventrale Erfahrung sein.

DIE MISCHZUSTÄNDE DER REGULATION: SPIEL UND STILLE

Wenn du lernst, bei deinen unangenehmen Gefühlen zu verweilen, erweiterst du gleichzeitig auch deine Kapazität, dich gut zu fühlen. Deine Toleranz für Aktivierung wächst in beide Richtungen. Wir lernen, mit *jeglicher* Regung in uns besser umzugehen, sie anzunehmen, da sein zu lassen und in so manchem Fall vielleicht sogar, sie zu genießen. Je mehr wir lernen, den Schatten zu tolerieren, desto intensiver können wir das Gute erleben.
Die Mischzustände Spiel und Stille sind fundamental für unsere menschliche Erfahrung. Fehlen sie, fehlt etwas – grundlegend. Sie bringen Regulation in unser Nervensystem und sind ein wichtiger Teil unseres Lebens.

TRIFF DAS SPIEL: VENTRAL MIT EINEM HAUCH SYMPATHIKUS

Der erste Mischzustand der Regulation, den wir näher kennenlernen, ist das Spiel. Dieser Zustand ist im Ventralen verankert, begleitet von einem Hauch Sympathikus.

Wie können wir aufhören zu spielen und warum könnte das ein Thema oder sogar ein Problem für uns sein? Kinder spielen natürlicherweise. Doch irgendwann hören wir auf. Wurde uns gesagt, dass es Zeit ist, erwachsen zu werden? Welche Rolle hat das Schulsystem dabei gespielt? Welche Botschaften haben wir von unseren Bezugspersonen erhalten? Ist Spielen etwas Kindisches? Unnützes? Etwas, das man einfach nicht tut? Nimm dir einen Moment, um zu reflektieren: Welche Glaubenssätze hast du zum Thema Spielen?

Spiel kann in gewisser Weise Ähnlichkeiten mit einem Trauma haben. Oft gibt es kaum Regeln oder nur wenige. Es fehlt an Struktur, es wirkt chaotisch, es geschieht Unerwartetes, kaum Vorhersehbares. Es ist spontan. Gerade das, was das Spielen so aufregend und spaßig macht, kann manche Menschen zunächst in die Dysregulation werfen.

Vielleicht haben wir auch nur wenige oder gar keine Erfahrungen gemacht, in denen Spielen etwas Sicheres war. Manche von uns wurden vielleicht einfach nicht zum Spielen eingeladen. Vielleicht hatten unsere Eltern keinen Raum dafür, waren selbst nicht »verspielt«, hatten keine Leichtigkeit in ihrem Leben, keinen Platz für »Verrücktes«, Abenteuer oder Lebendigkeit.

Wie auch immer es bei dir sein mag: Wenn Spiel oder Verspieltheit dich herausfordert, dann ergibt das absolut einen Sinn. Spiel ist dabei nicht auf eine konkrete Aktivität beschränkt, wie etwa das Spielen mit unseren Kindern. Es geht vielmehr um einen inneren Zustand – das Spielen an sich, die Verspieltheit.

Wenn dein Nervensystem häufig im Sympathikus aktiv ist, kann es immer wieder vorkommen, dass du den Zustand des Spielens verlässt und in die Erregung des Sympathikus gerätst. Das ist nicht schlimm! Zu dem Zustand des Spiels gehört nun einmal eine leichte sympathische Aktivierung. Wenn unser System mit dieser vertraut ist, neigt es möglicherweise dazu, noch etwas mehr davon hinzuzufügen, und schon geraten wir in eine Dysregulation. Besonders häufig erleben das Kinder. Gerade noch war das Spiel voller Freude – sei es mit Spielzeug oder beim Verstecken – und plötzlich schlägt die Stimmung um. Es entsteht Streit, weil ein Kind dem anderen vorwirft, etwas falsch oder unfair gemacht zu haben, und umgekehrt. Aber auch Erwachsene sind von solchen Erfahrungen natürlich nicht ausgenommen.

Wenn dein Nervensystem den dorsalen Zustand gut kennt, weil es dort häufig Zeit verbringt, kann es dir schwerfallen, dich auf den Zustand des Spiels einzulassen oder überhaupt in ihn zu gelangen. In diesem Fall ist es wichtig, einen sanften Einstieg zu finden. Wir wollen das »Murmeltier«, das wir von der Beschreibung des dorsalen Zustands kennen, schließlich nicht überfordern.

Wie bereits erwähnt, ist Spiel auch ein Zustand. Es geht nicht nur darum, tatsächlich »zu spielen«, sondern um alles, was in dir ein Gefühl oder einen »Felt Sense« von Verspieltheit weckt. Man kann das Spiel beispielsweise auch einfach beobachten: ein Konzert hören, ohne selbst ein Instrument zu spielen, oder einen passenden Film ansehen, wie eine romantische Komödie. Sogar das Anschauen von Katzenvideos kann eine sanfte Möglichkeit sein, die Fühler ins Spiel auszustrecken. Spiel kann sowohl allein als auch in Gesellschaft erlebt werden. Dabei können auch Schauspieler, die auf uns vertrauenswürdig wirken, als »andere« zählen, obwohl sie physisch nicht anwesend sind. Der Gedanke an eine Person, die wir als sicher empfinden, kann ebenfalls unsere Regulation unterstützen – das ist Co-Regulation.

Jede Form von Kunst und kreativem Ausdruck ist eine Art des Spiels. Dazu zählen Aktivitäten wie Zeichnen, Malen, Basteln, Töpfern, Stricken, Kochen, das Kreieren neuer Menüs oder Gerichte, Dichten, Schreiben, Collagenerstellen, Singen, Tanzen, spontane

Bewegungen, Verkleiden und Schmuckherstellen. Auch das Nachahmen von Tieren oder das Ausprobieren neuer Dinge gehört dazu, ebenso wie Gartenarbeit, das Pflegen von Blumen und das Erkunden sowie Spielen in der Natur. Du könntest zum Beispiel draußen »Ich sehe was, was du nicht siehst« mit anderen oder dir selbst spielen. Dich selbst herauszufordern, wäre ebenfalls spielerisch: Wie viele verschiedene Bäume oder Blumen kannst du auf einem Spaziergang entdecken? Natürlich können wir auch im klassischen Sinne spielen, wie zum Beispiel Brettspiele oder Rollenspiele. Darüber hinaus können wir mit unserem Haustier spielen, balgen, ein lustiges Buch lesen, einen Spieleabend mit Freunden veranstalten oder Geschichten erzählen. All dies sind Möglichkeiten, Spiel in unser Leben einzuladen und diesen Zustand zu erforschen.
Wir müssen spielen. Spiel ist ein wesentlicher Bestandteil unserer menschlichen Erfahrung. Es ist untrennbar mit dem Erlernen neuer Fähigkeiten verbunden und weckt unsere Neugier. In meinem Mentoring sage ich oft: Lass uns spielen. Experimentiere. Diese Worte spiegeln auch unsere Haltung wider. Spiele, probiere Neues aus, mach »Fehler« und erkenne, dass es in Wirklichkeit keine Fehler sind, sondern Gelegenheiten zum Lernen. Wenn wir für unsere »Fehler« nicht bestraft werden, können wir ein Leben lang spielen und uns über die neuen Erkenntnisse freuen, die wir gewinnen. Es ist eine Befreiung. Wir können uns all das heute erlauben, auch wenn es früher anders war. Das ist auch ein Teil des Nachbeelterns.

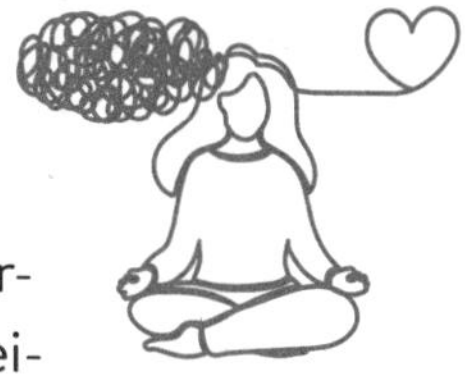

REFLEXION

Nimm dir einen Augenblick Zeit und überlege, welchen Stellenwert das Spiel in deinem Leben hat. Welchen hatte es früher? Und wie ist es heute? Welche Formen des Spiels möchtest du allein oder mit vertrauenswürdigen Personen erkunden? Was wirst du ausprobieren oder neu beziehungsweise wieder in dein Leben integrieren?

TRIFF DIE STILLE: VENTRAL MIT EINEM HAUCH DORSAL

Der Zustand der Stille kommt zustande, wenn wir wie beim Spiel im Ventralen verankert sind, diesmal aber im Zusammenspiel mit einer leicht dorsalen Aktivierung. Stille nehmen wir zum Beispiel wahr als eine tiefe Entspannung im Hier und Jetzt. Es ist eine ruhige, angenehme, angekommene, geerdete Präsenz. Unser System könnte dieses entspannte Gefühl als Bedrohung empfinden, da es uns möglicherweise an den Moment erinnert, als wir offen und gelöst waren und nicht auf der Hut, bevor etwas Schlimmes passiert ist.

Wenn du zu einer sympathischen Aktivierung neigst, kann es für dich leichter sein, zunächst nur kleine Mengen an Stille in dein System einzuladen. Wenn du häufig im dorsalen Zustand bist, kann es hilfreich sein, dich mit all deinen Sinnen in die Erfahrung der Stille zu begeben: Kann ich mit meinen Sinnen präsent sein in dieser Entspannung? Es kann hilfreich sein, die Augen offen zu halten, wie du bereits gehört hast. Wenn unser »Zuhause« der dorsale Zustand ist, kann es passieren, dass uns diese angenehme Ruhe und Stille in den dorsalen Zustand zurückzieht, weil unser System damit vertraut ist. Ähnlich wie beim Spiel kann auch bei der Stille die Dysregulation, abhängig von der Neigung deines Nervensystems, leicht eintreten.

Du kannst mehr Stille durch sanfte Selbstberührung einladen. Auch Musik, die diesen Zustand fördert, ist hilfreich. Überlege, welche Musik für die Stille geeignet ist und welche Lieder du mit

dem Gefühl von Spiel verbindest. Es lohnt sich, Zeit in die Erstellung von zwei passenden Playlists zu investieren.
Ein Bad bei Kerzenschein, das Lesen eines Buches, ruhiges Dehnen, sanftes Yoga wie Yin Yoga, Meditation und das Beobachten deines Atems sind weitere Aktivitäten, die Stille fördern können. Verbringe Zeit in der Natur, beobachte den Wind oder lausche dem Regen. Manchmal spürst du vielleicht sofort, dass bestimmte Tätigkeiten nicht zur Stille passen, während bei anderen schon die Vorstellung genügt, um diese in dir zu fördern.
Für mehr Stille könntest du auch spazieren gehen, entweder allein in Ruhe oder mit Begleitung, ohne dein Smartphone dabei zu nutzen. Massagen oder Berührungen von einer sicheren Person können ebenfalls Stille fördern. Sogar das Betrachten eines geliebten Menschen, während er schläft, kann deinen Zustand beeinflussen und Stille in dir hervorrufen.
Stille ist unerlässlich für Verbindung und eine wichtige Voraussetzung für guten Schlaf. Ich lade dich ein, jeden Abend eine der Regulationsressourcen, die du in diesem Buch kennenlernst, direkt vor dem Schlafengehen zu nutzen. Was geschieht dabei? Ändert sich etwas? Und wenn du das eine ganze Woche lang, einen Monat oder noch länger machst? Welche Veränderungen nimmst du wahr?

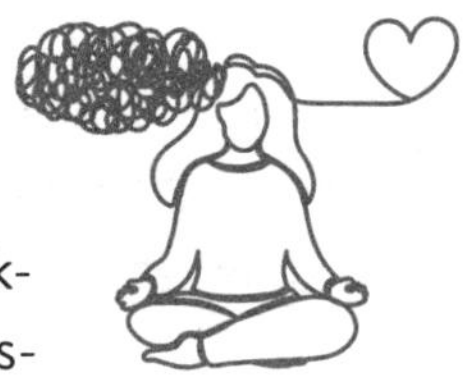

REFLEXION

Wie viel Raum hat der Zustand der Stille aktuell in deinem Leben? Wie sieht dein Ausgangspunkt aus? Überlege zudem, welche Arten von Stille du allein oder mit einem sicheren Menschen erforschen möchtest. Was willst du ausprobieren oder neu für dich entdecken?

Stille ist eine Erfahrung von Regulation, die ein gewisses Maß an empfundener Sicherheit erfordert. Mit der folgenden einfachen Regulationsressource kannst du dir selbst »den Rücken stärken«.

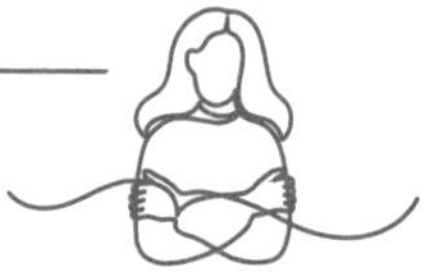

REGULATIONSRESSOURCE: DEN RÜCKEN STÄRKEN

Für diese Übung benötigst du einen Sessel, eine Couch oder etwas Ähnliches, an dem du dich gut anlehnen kannst. Die Lehne wird dir Unterstützung für deinen Rücken bieten.

So wird's gemacht:

1. Nimm dir einen Moment Zeit, um bei dir anzukommen. Spüre deine Füße auf dem Boden.
2. Bring deinen Rücken so in Kontakt mit der Lehne des Sessels, dass möglichst viele Bereiche aufliegen.
3. Lass dich nun von der Lehne des Sessels halten. Der Sessel steht stabil, du kannst dich wirklich »anlehnen« und ganz bewusst Gewicht an die Lehne abgeben. Dazu ist keine Anstrengung notwendig.
4. Lass die Atmung fließen und die Schultern entspannt.
5. Vielleicht möchtest du deine Hände auf die Schultern legen. Spüre bewusst deinen Kontakt zu der Lehne und wie sie dich hält.
6. Bleibe in dieser Position, solange dir die Unterstützung angenehm ist.

Anschließend erfolgt wieder das Nachspüren. Lass die Info in deinem System landen. Was nimmst du wahr?

TRIFF DAS BAMBI: EXTREMES PEOPLE PLEASING ALS DIE VIERTE STRESSANTWORT

Als Kinder benötigen wir einfühlsame Erwachsene, die uns unterstützen und uns helfen, die Welt zu verstehen. Wir brauchen Sicherheit, Geborgenheit und die Erfüllung unserer grundlegenden Bedürfnisse. Unsere Gefühle müssen in einem geschützten Rahmen Platz finden, in dem wir sie spüren und darin begleitet werden können. Mit gelingender Co-Regulation durch unsere Bezugspersonen entwickeln wir ein grundlegendes Vertrauen in die Welt. Wir lernen, dass auch schwierige Situationen vorübergehen und wir in diesen Momenten gehalten und unterstützt werden.

DIE SPUREN TRAUMATISCHER BEZIEHUNGEN

Wachsen wir hingegen in einem Umfeld auf, das keine Sicherheit bietet, in dem Bezugspersonen unberechenbar, kontrollierend, emotional oder körperlich gewalttätig, vernachlässigend oder abwertend sind, hinterlässt das unweigerlich Spuren und wirkt sich negativ auf unsere Entwicklung aus. Wenn wir in der Vergangenheit ein Trauma in engen Beziehungen erlebt, uns als Kinder für unsere Eltern zuständig gefühlt (Parentifizierung) und/oder unsichere Bindungserfahrungen gemacht haben, wird die Neurozeption besonders sensibel für Gefahren, die im Zusammenhang stehen mit Ablehnung und der Angst, verlassen zu werden.
Es kann passieren, dass Kinder sich infolgedessen von ihren eigenen Gefühlen und Bedürfnissen abschneiden. Werde ich bestraft für meinen Willen oder muss irgendwie in einer gewaltvollen Atmosphäre überleben, ist es das Beste, keinen Staub aufzuwirbeln. Lebe ich mit emotional unreifen, traumatisierten Erwachsenen, die nicht in der Lage sind, dieses Leben zu bestreiten und sich um mich zu kümmern, ebenso. Und auch wenn ich als Kind spüre, dass es nur einen kleinen Auslöser braucht, damit die Situation eskaliert

und die Person, auf die ich angewiesen bin, wieder wütend wird, schreit, schlägt oder Dinge zerstört. Das muss mich als Kind nicht selbst betreffen, die Gewalt kann auch andere Familienmitglieder treffen. Um zu »überleben«, muss ich in der Nähe der Person bleiben, die zugleich Sicherheit und Gefahr bedeutet. Dabei spalte ich einen Teil von mir ab. Ich lerne: Je weniger sichtbar ich bin, je braver, angepasster und unkomplizierter ich mich verhalte, desto größer sind meine Chancen, dass die Situation stabil und »alles gut« bleibt. (Was natürlich nicht stimmt, weil im Familienklima *immer* die Angst mitschwingt und man *immer* wie auf Eierschalen läuft.)
Um mich selbst zu schützen – und je nach Situation auch andere Menschen im System –, verhalte ich mich möglichst angenehm, unauffällig und pflegeleicht. Ich stelle mich und alles, was mich betrifft, konsequent hinten an. Dies ist der sogenannte Bambi-Reflex[32]. Es ist nach Kampf, Flucht und Erstarren die vierte Überlebensstrategie, die als Reaktion auf eine wahrgenommene Gefahr zu unserem Selbstschutz aktiviert werden kann.
Kinder sind auf so fundamentale Weise abhängig von ihren erwachsenen Bezugspersonen, dass sie unbedingt und unter allen Umständen irgendeine Art von »Bindung« aufrechterhalten müssen. Auch wenn das heißt, sich selbst zu verraten und taub zu werden für das, was sie bräuchten, und an jemanden gebunden zu sein, der sie erniedrigt, verletzt oder abweist. Außerdem haben sie keine Wahl: Sie können nicht entkommen, sie müssen irgendwie mit der Situation umgehen. (Es ist übrigens möglich, diese Stressantwort auch noch im Erwachsenenalter zu entwickeln. Zum Beispiel in einer gewaltvollen Beziehung, aus der es gefühlt keinen Ausweg gibt.) Wie wir bereits wissen: Überleben ist für das Nervensystem wichtiger als alles andere. Um das überhaupt aushalten zu können, müssen sie sich tiefgreifend von dem distanzieren, was tatsächlich in ihnen vorgeht.

Symptome der damals notwendigen Dissoziation zeigen sich häufig auch im Erwachsenenalter, um sich nicht an die prägenden Erfahrungen erinnern oder diese anerkennen zu müssen. Haben Menschen die beschriebenen Erfahrungen gemacht, tragen sie oftmals auch später die unbewusste Überzeugung in sich, dass sie anderen nur nahe sein können, wenn sie ihre Bedürfnisse, Grenzen und Gefühle negieren: »Wenn ich mit der anderen Person verschmelze, bin ich sicher. Wenn ich mich selbst vergesse, um anderen zu gefallen, kann ich verhindern, dass ich vergessen werde.« All ihre Handlungen und ihre Antriebskraft richten sich ausschließlich nach außen, nie auf das eigene Selbst – ein großartig funktionierender Selbstschutz. »Der Bambi-Reflex (›Fawn-Response‹) ist People Pleasing bis zu einem Grad, wo der Mensch sich und alles, was ihn betrifft, völlig vergisst. Weil die eigenen Gefühle wie Trauer, Wut und Angst nicht ausgelebt werden können, damit man die Wut der Bezugsperson nicht auf sich zieht, richtet das Kind diese negativen Gefühle als Folge davon in Form von Selbstkritik, -hass oder selbstverletzendem Verhalten gegen sich selbst. Sind wir erwachsen, kann ein ungelöster Bambi-Reflex die Wurzel von Depressionen, Co-Abhängigkeiten und körperlichen Symptomen wie chronischen Schmerzen oder chronischen Krankheiten sein«[33], führt Dr. Arielle Schwartz dazu aus.

DER BAMBI-REFLEX UND DIE POLYVAGAL-THEORIE

Beim Bambi-Reflex vermischt sich unser System für soziale Verbundenheit (ventral) mit einem dorsal-vagalen Kollaps. Das führt dazu, dass wir uns den Anforderungen des anderen unterwerfen.[34] Einerseits brauchen wir Zugang zu ventral, damit wir unser Gegenüber »lesen« können: »Wie geht es der Person? Wie ist sie gelaunt? Wie kann ich mich um sie kümmern, damit nichts passiert?« Andererseits muss auch ein Teil des Abschaltens in uns stattfinden, das wir bei dorsal kennengelernt haben, da es aus Sicht der Neurozeption keinen Ausweg aus dieser gefährlichen Situation gibt.

STOLPERSTEINE AUF DEM WEG ZUR INNEREN SICHERHEIT

Um aus dem Bambi-Reflex herauszukommen, gehen wir behutsam, liebevoll und mit viel Verständnis für uns selbst vor. Dabei gibt es einige wichtige Aspekte zu beachten:

Der Bambi-Reflex hat eine bittere Ironie: Für andere ist er oft angenehm. Du wirkst freundlich, unkompliziert, charmant, immer zuvorkommend und lächelst viel. Doch genau hier liegt das Dilemma. Niemand sieht diese Fassade als Problem. Es kann sein, dass du sogar eine großartige Gastgeberin bist – doch was passiert danach? Vielleicht klappst du erschöpft zusammen, spürst einen seltsamen »Nebel« vor deinen Augen oder zweifelst, ob das wirklich deine Hände sind, die den Tee einschenken. Diese inneren Kämpfe bleiben oft unsichtbar.

Menschen in deinem Umfeld könnten glauben, das seist einfach »du« – immer charmant, immer hilfsbereit. Sie meinen es vielleicht nicht böse; für sie scheint das deine Natur zu sein. Aber wenn du deine Wahrheit so lange so gut vergraben hast, dass selbst du sie nur in seltenen Momenten durch ein kleines, zartes Stechen in deinem Inneren wahrnimmst, wie sollen andere das wissen? Selbst die wohlwollendsten Menschen um dich herum könnten keine Ahnung haben, dass etwas nicht stimmt.

Starke People Pleaser legen ein solches Verhalten in sehr vielen sozialen Situationen an den Tag. Das macht es mitunter schwer für andere zu erkennen, dass es sich hier um eine Stressantwort als Traumafolge handelt: »Selbst in Therapien gibt es manchmal kein Problembewusstsein für dieses Verhalten«[35], sagt die Traumatherapeutin Dami Charf in einem Interview zur Fawn-Response.

Sie erklärt weiter, dass Menschen, die den Bambi-Reflex als Teil ihrer täglichen Lebensrealität erleben, oft aus ganz anderen Gründen eine Therapie aufsuchen. Beispiele sind: Sie erleben Mobbing, geraten immer wieder an narzisstische Partner, haben ihr eigenes Leben aufgegeben, um sich seit Jahren um ihre Eltern zu kümmern, und ähnliche Themen. Es fällt immer wieder auf, dass diese Menschen Schwierigkeiten haben, gesunde Grenzen zu setzen. Wenn sie beginnen, sich zu verändern, und dann von ihrem Umfeld Sätze hören wie: »Du bist aber egoistisch! Was ist denn auf einmal los mit dir?«, trifft das den People Pleaser besonders hart. Genau davor haben sie am meisten Angst. Viele sind sogar überzeugt, tatsächlich egoistisch zu sein, zu viel zu verlangen oder zu viel Raum einzunehmen – obwohl es in ihrem Leben schon so beengt ist, dass sie kaum noch Luft zum Atmen haben.
Es ist wichtig zu erwähnen, dass es für das Umfeld eines People Pleaser durchaus herausfordernd sein kann, wenn dieser anfängt, für sich selbst einzustehen. Für viele fühlt sich das wie ein Verlust an, weil sich die Dynamiken verändern. Plötzlich können sie sich nicht mehr ohne Konsequenzen unangemessen verhalten, müssen sich vielleicht mit kritischen Rückmeldungen auseinandersetzen oder akzeptieren, ein »Nein, ich möchte das nicht« zu hören. Der People Pleaser trägt ihnen nicht mehr alles hinterher oder übernimmt stets die Verantwortung – und das kann für andere unbequem sein.

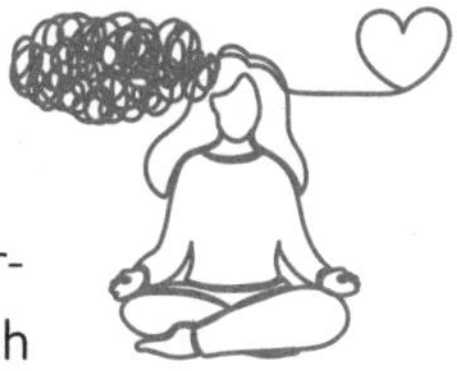

REFLEXION

Beginne, dir zuzuhören. Übe, deine Körperempfindungen wahrzunehmen, um nach und nach ein Gefühl dafür zu entwickeln, bei dir selbst »anzukommen«. Wenn du dich immer wieder von deiner eigenen Wahrheit entfernst, ist es wichtig, schrittweise und behutsam den Kontakt zu dir und deinen Empfindungen wiederherzustellen. Am besten gelingt das in ruhigen Momenten, in denen kein Druck besteht. Halte an genau dieser Stelle inne und frage dich: Wie empfinde ich das, was ich hier gerade lese?

People Pleaser würden wahrscheinlich nicht auf eine wohlwollende Aussage wie »Du tust doch eh so viel für andere, gönne dir doch mal etwas für dich selbst« reagieren. Sie könnten den Satz abtun oder dem Gegenüber nicht glauben: »Meinst du das wirklich? Ach, das kann doch nicht sein.« Diese Reaktion entspringt einer verzerrten Selbstwahrnehmung, die mit der Zeit und durch achtsame Reflexion in ein gesünderes Selbstbild transformiert werden kann. Der Schlüssel liegt darin, innere Sicherheit aufzubauen und sich selbst fürsorglich zu begegnen, sich nachträglich das zu geben, was früher gefehlt hat. Hier und heute können wir uns selbst das schenken, was wir damals nicht erhalten haben.

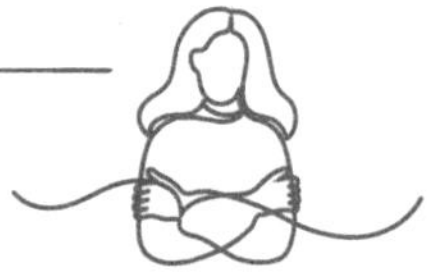

ICH SPRECHE MEINE WAHRHEIT AUF PAPIER

Hast du Gespräche oder Situationen erlebt, die sich für dich »unfertig« anfühlen? Worte, die du damals gern gesagt hättest, aber nicht konntest? Vielleicht fehlten dir diese Worte in dem Moment und erst im Nachhinein sind sie dir bewusst geworden. Heute, als erwachsene Person, hast du die Möglichkeit, deine Wahrheit auszusprechen. Doch bevor du das tun kannst, darfst du dir selbst die Erlaubnis dazu geben. Schreiben kann ein wertvolles Werkzeug dafür sein – ein

geschützter Raum, in dem du deine Gedanken und Gefühle frei formulieren kannst. Ganz für dich allein – nur für deine eigene Klarheit und Heilung.
Diese Übung kann eine tiefgreifende Wirkung auf dich haben, daher ist es wichtig, dir ausreichend Zeit dafür zu nehmen. Wenn sie sich zu intensiv anfühlt, zögere nicht, sie zu unterbrechen und sie später in einem unterstützenden Rahmen, wie beispielsweise mit deiner Therapeutin, wieder aufzugreifen. Du kannst auch zu einem späteren Zeitpunkt zurückkehren, wenn du durch unsere gemeinsamen Regulationsressourcen mehr Kapazität aufgebaut hast, um deine innere Aktivierung zu halten.
Nimm nun Stift und Papier zur Hand. Die folgenden Sätze laden dich dazu ein, deine Wahrheit zu sagen, über deine Stärken nachzudenken und zugleich die schmerzhaften Folgen von traumatischen Erfahrungen anzusprechen.[36] Denke daran, dass du selbst über das Tempo bestimmst, mit dem du dich dieser Reflexion widmest.

» Das Schlimmste, das du zu mir gesagt hast, war ...
» Was ich dir gern früher gesagt hätte, aber niemals gesagt habe, ist ...
» So habe ich mich gefühlt, als du mich verletzt hast ...
» Was du mir niemals nehmen kannst, ist ...
» Ich weiß, dass ich stark bin, weil ...
» Ich möchte, dass du jetzt über mich weißt, dass ...

Achte während dieser Übung besonders gut auf dich. Nimm wahr, was in dir vor sich geht, und notiere deine Beobachtungen: Körperempfindungen, Gedanken, Gefühle, Atmung, Anspannung und so weiter. Stichworte reichen aus. Verharre nicht zu lange beim »Scannen« deiner Empfindungen;

ein kurzes Reinspüren genügt. Wende dich dann wieder dem Außen zu. Wenn du spürst, dass dir mehr Abstand guttun würde oder du eine Pause brauchst, orientiere dich im Raum. Spiele Musik, die dir gefällt, wiege dich sanft hin und her, klopfe deinen Körper ab, trinke lauwarmes Wasser oder mach einen Spaziergang an der frischen Luft. Dies sind nur einige der vielen Möglichkeiten, deine Aufmerksamkeit woandershin zu lenken und mehr Regulation in dein Nervensystem einzuladen. Nutze so viele der Regulationsressourcen aus dem Praxisteil, wie du möchtest. Du hast es verdient, dass sich um dich gekümmert wird – auch von dir selbst.

WO WOHNT DEINE WUT? FINDE SIE!

Wenn die Fawn-Antwort mit einer dorsalen Aktivität zusammenhängt, bedeutet das, dass sie zumindest teilweise ganz unten auf der autonomen Leiter angesiedelt ist. Wir wissen, dass es auf dieser Leiter eine Hierarchie gibt und dass wir, um ins Ventrale zu gelangen, zumindest kurz über eine Aktivierung des Sympathikus klettern müssen. Es könnte für dich hilfreich und gut sein, deine Kampf-Antwort zu erkunden. Ich möchte dich ermutigen, beispielsweise Kampfsport kennenzulernen und dich darin auszuprobieren. Es geht immer um die verkörperte Erfahrung. Lesen allein bringt nichts; ja, es erzeugt Aha-Momente, aber es muss auch im Körper ankommen.

Erlaube dir, dich in einer Atmosphäre wie einer Trainingsgruppe beim Thai-Boxen zu erleben oder nimm Privatstunden zur Selbstverteidigung mit einem oder einer Mixed-Martial-Arts-Kämpfenden. Erlebe es! Mach etwas Neues und anderes. Schau, was passiert, wenn du zuschlägst. Wie fühlt es sich an, deine Hände in die Deckung zu heben und zu wissen, dass du dich gleich wehren wirst? Spüre den Widerstand des Sandsacks, seine Schwere und

Härte. Erlebe dich in der Aktivität, im Tun – weiter oben auf der Leiter. Lass deinen Körper das tun, was er damals nicht tun konnte. Jetzt bist du diejenige, die es initiiert.

Höre gut auf dich und gehe in deinem eigenen Tempo. Setze dir ein Ziel und sei im Austausch mit den Menschen, die das anbieten, damit du weißt, dass du in einem sicheren Rahmen bist. Suche nach deiner Wut. Sie wohnt in dir und du brauchst sie genauso wie sie dich braucht. Wenn du magst, stell sie dir als einen Teil von dir vor. Wo ist sie? Wie nimmst du sie wahr? Was kommt dir in den Sinn, wenn du sie vor deinem inneren Auge siehst? Was sagt sie dir? Probiere aus, wie es wäre, sie zu umarmen und ihr zu sagen: »Ich bin hier. Ich gehe nicht mehr weg. Du auch nicht. Wir haben einander und wir sind bereit.« Wut bietet einen Weg, deine Kraft zu spüren.

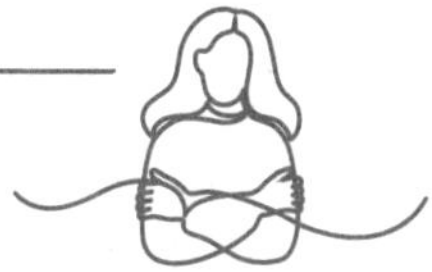

REGULATIONSRESSOURCE: »VOO MIT KIEFER«

Das »Voo« hast du bereits bei den Ausführungen zum dorsalen Zustand kennengelernt. Hier möchte ich dir eine Variante davon vorstellen: »Voo mit Kiefer«. Diese Übung kann dir helfen, etwas Kampf-Energie einzuladen. Der Kiefer ist der Bereich, in dem unsere Aggression sitzt – ja, auch wir können unsere Zähne fletschen und knurren wie Tiere. Wenn du möchtest, versuche es gleich mal! Diese Übung kann eine großartige Möglichkeit sein, deine Kampf-Antwort zu erkunden und auf eine »titrierte« Weise wahrzunehmen. Beginne langsam und in kleinen Dosen, und achte darauf, wie sich das anfühlt. Nimm dir Zeit, um nachzuspüren und zu beobachten, welche Empfindungen und Gefühle in dir entstehen.

So wird's gemacht:

1. Atme mit einem ganz normalen Atemzug ein.
2. Töne mit deiner Ausatmung »Voo« (ausgesprochen: »Wuuu«), etwas tiefer als deine Sprechstimmlage. Es klingt so ähnlich wie ein Nebelhorn.
3. Beginne nach ein paar Sekunden, während du weiter tönst, deinen Kiefer sanft zu bewegen. Lass deinen Mund große Bewegungen machen, als ob ein knurrendes Tier gleichzeitig »Voo« von sich gibt. Das »Voo« könnte sich dann in etwas verwandeln wie: »Voooo-ooaaauuuaaaaaarrrrauuu...«
4. Achte auf die Empfindungen und Bewegungen in deinem Kiefer und lass auch deine Nase und Augen an der Bewegung teilnehmen.
5. Wenn du keinen Atem mehr hast, atme ruhig ein und aus und nimm dir einen Moment Zeit, um nachzuspüren.
6. Gib deinem System ein paar Momente Zeit. Was nimmst du wahr?

Reflexion: Wie hast du deinen Körper direkt nach dem »Voo mit Kiefer« wahrgenommen? Konntest du irgendwelche Veränderungen feststellen? Auch wenn sie noch so klein und scheinbar unbedeutend sind, halte sie schriftlich fest. Ja, das »Voo mit Kiefer« mag vielleicht etwas seltsam aussehen und klingen. Aber zum Glück geht es nicht darum, wie wir dabei wirken, sondern darum, uns selbst zu regulieren. Wenn du dich unwohl fühlst, während andere in der Nähe sind, kannst du die Übung gern allein ausprobieren. Es liegt ganz bei dir, wie du es handhabst. Sorge dafür, dass du einen für dich angenehmen Rahmen schaffst.

Was kannst du noch tun? Um etwas an deiner Fawn-Antwort zu verändern, ist es zunächst wichtig, diese Tendenz anzuerkennen und zu verstehen, dass sie einen guten Grund hat, der wahrscheinlich mit traumatischen Bindungserfahrungen zusammenhängt. Du kannst dir Unterstützung holen, sei es in Form einer Therapie oder durch den Austausch mit einer Gruppe von Menschen, die ähnliche Erfahrungen gemacht haben. So könnt ihr gemeinsam reflektieren und wachsen. Es ist entscheidend, dass du dich von Therapeutinnen und Therapeuten begleiten lässt, die auf Traumata und Bindung spezialisiert sind.

Lerne, »Nein« zu sagen und gesunde Grenzen zu setzen. Sei dabei so sanft und geduldig mit dir selbst, wie es nur geht. Es ist möglich, deine eigenen Bedürfnisse ernst zu nehmen und entsprechend zu handeln. Bedenke, dass dies ein Prozess ist, der Zeit braucht – wie vieles im Leben geschieht es nicht von heute auf morgen.

Unsere Self-Check-ins können dich auf deinem Weg zu deinem authentischen Ich unterstützen, wenn du das möchtest. Sie helfen dir, auf eine sanfte und sichere Weise immer wieder Kontakt zu dir selbst aufzunehmen und in dich hineinzuspüren. So stärkst du deine Verbindung zu dir selbst und das Gefühl von Sicherheit. Diese beiden Aspekte sind essenziell für ein Leben in Integrität.

WELCHES IST DEIN »HOME AWAY FROM HOME«?

Du bist nun ausgestattet mit jeder Menge wissen über dein Nervensystem und seine verschiedenen Zustände. Anhand der autonomen Leiter haben wir die Polyvagal-Theorie erforscht und die Mitglieder unserer Spezialeinheit an verschiedenen Stellen eingeordnet. Wir haben eine Idee davon, wie sie sich in ihren unterschiedlichen Intensitäten von eins bis zehn anfühlen und auch, welche Gedanken, Gefühle und Körperempfindungen sie begleiten. Lass uns noch einmal zusammenfassen:

- Wenn du gefühlt genau die richtige Menge Energie hast, dann bist du wahrscheinlich ventral. Erfahrung: »Ich kann!«
- Hast du etwas zu viel Energie, bist du wahrscheinlich im Sympathikus. Erfahrung: »Ich kann und ich muss, jetzt!«
- Hast du zu wenig Energie, bist du vermutlich im dorsalen Zustand deines Nervensystems. Erfahrung: »Ich kann nicht!«
- Wenn du spürst, dass du zu viel Energie hast, dich aber gleichzeitig festgefahren fühlst und sie nicht loswerden kannst, ist das ein Hinweis für Freeze, die Starre. Erfahrung: »Ich muss, aber ich kann nicht!«

Auch die Mischzustände Spiel und Stille sowie den Bambi-Reflex und seine Folgen hast du kennengelernt. Du hast begonnen, deine ganz persönliche autonome Leiter auszufüllen und kannst zudem immer die bereits ausgefüllte Leiter im PDF-Format downloaden – den QR-Code findest du auf Seite 39 – und zurate ziehen, um deinen momentanen Zustand zu bestimmen.
Konntest du durch die Ausführungen dein »Home away from Home« finden, oder hast eine Idee davon bekommen, welcher Zustand es sein könnte? Gemeint ist damit jenes Mitglied deiner Spezialeinheit, das deine Neurozeption bei Gefahr am häufigsten auf den Plan ruft: Wo hast du dich wiedergefunden? In welchem Zustand befindet sich dein Nervensystem am häufigsten? Wo fühlt es sich zu Hause? Vielleicht kannst du eine Tendenz erkennen, wenn du die Beschreibungen zu den Zuständen liest.
Lass uns ein paar wichtige Punkte noch einmal festhalten:
- Dysregulation ist nicht schlecht oder falsch, sie ist Teil eines flexiblen Nervensystems und gehört ganz einfach dazu. Sie ist überlebensnotwendig.
- Bewegung im Nervensystem ist gut und natürlich.
- Zustände sind immer nur Momentaufnahmen. Das Nervensys-

tem kann in einem Moment im ventralen Zustand sein (also in Regulation) und dann durch einen Trigger zum Beispiel plötzlich in den Sympathikus rutschen, um gleich darauf wieder in Regulation zu kommen.

» Jeder Zustand für sich ist wie ein riesiges Land: Eine »1 dorsal« ist zum Beispiel etwas ganz anderes als eine »8 dorsal«.
» Wir bleiben immer länger und zunehmend öfter »gut reguliert«, indem wir unsere Toleranz für unangenehme und angenehme Empfindungen nach und nach erhöhen. Beides sind Aktivierungen. Wir vergrößern unser Stresstoleranzfenster.

Wenn wir in einem Zustand stecken bleiben oder die meiste Zeit dysreguliert sind, dann gilt es, an ein paar Stellschrauben zu drehen. Und natürlich lohnt es sich auch, das Wissen und die Werkzeuge zu haben, um in schöne Erfahrungen noch tiefer einzutauchen. Es geht nicht darum, sich vor der Dysregulation zu fürchten oder gegen sie anzukämpfen, sondern darum, sie wahrzunehmen und dem System das zu geben, was es in diesem Moment benötigt – und zwar in einer Sprache, die es versteht: Vielleicht gibt es Gefühle, die Raum bekommen möchten. Habe ich dafür die Kapazitäten? Kann ich Verbindung wählen, bevor ich Regulation wähle? Oder ist das Fühlen für mich gerade keine Option und ich unterstütze mich, indem ich reguliere und so für etwas mehr Sicherheit in meinem System sorge?
Unser Ziel ist es, Lebendigkeit zu spüren: Die schönen Gefühle vollständig zu genießen und auch den unangenehmen den Raum zu geben, den sie benötigen, um auf natürliche Weise zu verblassen, sobald sie durchlebt wurden. Druck erzeugt Gegendruck und das Nervensystem mag es nicht, wenn wir uns gegen seine Schutzmaßnahmen wehren. Es kann sich entspannen, wenn wir ihm gezeigt haben, dass der Schutz gar nicht *notwendig* ist.

FRIENDLY REMINDER: DAS WICHTIGSTE AUF EINEN BLICK

Hier sind die grundlegendsten Erinnerungen, die dich begleiten dürfen. Da du jetzt ein besseres Verständnis für die Zustände deines Nervensystems hast, kannst du dir diese Punkte immer wieder ins Gedächtnis rufen, während du kontinuierlich Erfahrungen mit der Regulation deines Nervensystems machst:

» Jedes Nervensystem ist formbar und veränderlich. *Jedes.* Auch deines. Hier gibt es keine Ausnahmen.

» Genau wie auch unser Gehirn neu lernen kann, können wir neue Regulationshighways etablieren und immer öfter, immer länger »oben« auf der autonomen Leiter sein: ventral.

» Egal wie lange und wie oft unser Nervensystem in einer Dysregulation war, es möchte in die Regulation kommen. (Auch wenn es zunächst nicht oder mit Widerstand reagiert. Es fragt einfach: Ist das wirklich sicher?) Wir müssen ihm nur den Weg zeigen.

» Das tun wir, indem wir uns immer wieder bewusst Zeit nehmen für Momente der Regulation. Und zwar dann, wenn wir uns gerade sicher fühlen, nicht nur im Zustand der Dysregulation. Stichwort: Trockenübungen. So erschaffen wir neue neuronale Netzwerke. (Du kannst dir natürlich auch direkt in der Dysregulation mit für dich und dein System passenden Ressourcen helfen, wenn du möchtest. Aber für gelebte, verkörperte Veränderung ist es günstig, die aktive Regulation mit unseren Self-Check-ins im Alltag idealerweise ein paarmal täglich einzuladen.)

Das Ziel der Regulation ist nicht unbedingt, sofort den ventralen Zustand zu erreichen – auch wenn das natürlich großartig wäre, wenn es geschieht. Viel wichtiger ist es, einen kleinen Schritt nach oben auf der Leiter zu machen: ein bisschen mehr Regulation, ein Hauch mehr Sicherheit, ein kleines Stückchen Lebendigkeit. Jeder Fortschritt zählt. Wenn wir vorher also gefühlt auf »4 sympathisch« waren und dann auf »3 sympathisch« sind, haben wir eine Regulationsübung abgeschlossen und erfolgreich reguliert! Wir haben unserem Nervensystem *gezeigt*, dass es sicher ist. Regelmäßigkeit und Zeit sind wichtige Schlüssel dafür.

Diese vermeintlich kleinen Schritte sind in Wahrheit riesengroß. Sie summieren sich zu einem Leben, in dem der ventrale Zustand das Zuhause unseres Nervensystems ist. Es unternimmt natürlich Ausflüge in die verschiedensten Stufen und Bereiche der Leiter, aber es findet immer wieder in sein *sicheres Zuhause* zurück.

SELF-CHECK-INS: DIE BASIS FÜR DEINE REGULATIONSROUTINE

Wir haben jetzt jede Menge theoretisches Wissen und ein paar Regulationsressourcen erforscht. Nun tauchen wir tiefer in die Praxis ein. Durch regelmäßige und bewusste Regulation deines Nervensystems legst du neue »grüne Dateien« an – positive Erfahrungen, die deinem System signalisieren, dass Sicherheit und Entspannung möglich sind.

Die Self-Check-ins bilden die Basis deiner Praxis und helfen dir, neue sichere Erfahrungen zu machen, was wiederum die grundsätzlichen Reaktionen deines Nervensystems verändert. So leerst du deine »Traumatasse« aus, Tropfen für Tropfen. Und das hat Auswirkungen auf *jeden* Lebensbereich. Das ist es, was dich auf deinem Weg unterstützen wird: kurze Übungen, die nur ein bis fünf Minuten dauern und dennoch spürbare Veränderungen bewirken.

Ein Self-Check-in funktioniert so: Stell dir die Frage, wo du dich gerade auf der autonomen Leiter befindest – und höre dabei nur auf dein Bauchgefühl. Der Kopf neigt dazu, lange darüber nachzudenken und zu analysieren, in welchem Zustand du dich befindest. Falls das passiert, kannst du deinem Kopf liebevoll mitteilen: »Danke, dass du helfen willst. Ich mache das schon richtig, keine Sorge.« Danach richtest du deine Aufmerksamkeit wieder auf dein Bauchgefühl. Wenn du deinen Kopf zusätzlich beruhigen möchtest, kannst du deine ausgefüllte autonome Leiter zur Hand nehmen. Lies darauf, was deinem aktuellen Zustand entspricht, und schätze dich dort ein. Ganz unkompliziert.

Danach wendest du eine Regulationsressource an. Entscheide, was sich gerade gut für dich und deinen Zustand anfühlt, und handle entsprechend. Anschließend spürst du nach. Danach checkst du nochmals bei dir ein und fragst dich: Wo auf der Leiter bin ich jetzt? Wenn du dich mindestens eine Stufe höher auf der Leiter fühlst als zuvor, ist dein Self-Check-in erfolgreich abgeschlossen. Falls nicht und es sich anfühlt, als hätte es »nichts gebracht«, probiere eine weitere Runde Regulierung – entweder mit derselben oder einer anderen Ressource – und überprüfe erneut. So einfach ist das. In Kürze:

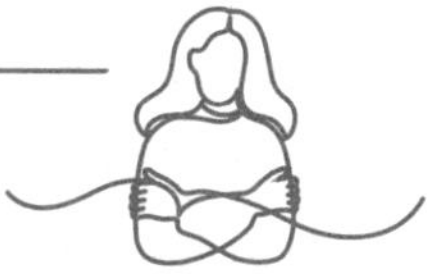

DEIN TÄGLICHES TO-DO: DER SELF-CHECK-IN

1. Einchecken: In welchem Zustand bin ich und in etwa bei welcher Zahl? Zum Beispiel: »3 ventral«, »4 sympathisch« oder »2 Starre«.
2. Mit einer Regulationsressource deiner Wahl (passend zum Zustand) regulieren, zum Beispiel mit der 4-7-8-Atmung oder dreimal »Voo«, und nachspüren.
3. Nochmals einchecken: Wo bin ich jetzt? Bin ich mindestens eine Zahl weiter oben auf der Leiter?
   - Ja? Dann ist der Self-Check-in abgeschlossen.
   - Nein? Dann reguliere nochmals mit derselben oder einer anderen passenden Ressource und checke danach wieder bei dir ein.

Ein Self-Check-in mit einer Regulationsressource aus diesem Buch dauert insgesamt nur zwei bis fünf Minuten. Wenn du es schaffst, das täglich ein Mal zu tun, ist das großartig! Dreimal täglich wäre noch besser, aber achte darauf, dich nicht zu überfordern – acht Check-ins am Tag wären wohl zu viel. Ziel ist es, die Übung entspannt in deinen Alltag zu integrieren, ohne zusätzlichen Stress. Falls du merkst, dass du dir zu viel vorgenommen hast, passe die Häufigkeit an. Und wenn du mal einen Tag vergisst, ist das kein Problem. Starte am nächsten Tag einfach wieder. Perfektion ist nicht das Ziel – vielmehr geht es darum, in Kontakt mit deinem Körper zu kommen. Immer wieder einen kurzen, tolerierbaren Moment in dich hineinzuspüren, um mit der Zeit eine starke Verbindung zu dir selbst aufzubauen.

Gerade wenn du noch nicht daran gewöhnt bist, regelmäßig Kontakt mit dir selbst aufzunehmen, können kleine Reminder dabei helfen, dranzubleiben und dich an deine Check-ins zu erinnern. Einige meiner Klientinnen und Klienten haben ihre ausgefüllte autonome Leiter an verschiedenen Orten in der Wohnung platziert – am Kühlschrank, Badezimmerspiegel oder an Türen – und tragen sie auch unterwegs gefaltet in der Tasche bei sich. Der wichtigste Schritt ist einfach, damit zu beginnen. Es gibt nichts, was du »richtig« machen oder perfekt können musst. Das, was du heute erreichst, ist genau richtig für heute. Was du morgen schaffst, wird gut genug für morgen sein. Es ist immer ausreichend, so wie es an diesem Tag ist.

Wir sind gerade dabei zu lernen. Dabei geht es nicht darum, es »richtig« zu machen, sondern neugierig zu sein. Entdeckst du neue Aspekte über deine Zustände, trage sie in deine persönliche autonome Leiter ein. Schreibe deine Erfahrungen in dein Notizheft. Und ganz wichtig: Feiere dich für jeden noch so kleinen Schritt.

Das ist der Weg. Vielleicht fragst du dich: »Das soll alles sein? Wirklich?« Mit voller Überzeugung und Begeisterung kann ich dir antworten: »Ja, genau das ist es.« So einfach. So wirkungsvoll.

Hier noch mal, wie es geht:

1. Wo bin ich auf der Leiter? Wie ist mein Zustand?
2. Regulationsressource anwenden.
3. Regulationsressource »landen« lassen.
4. Wo bin ich jetzt, wie ist mein Zustand?

Das sind die Schritte: Es geht nicht darum, stundenlang etwas zu tun, sondern nur ein paar Minuten bewusst in sich zu investieren.

Der Self-Check-in ist erst abgeschlossen, wenn du mindestens eine Stufe, also eine Zahl, auf der Leiter nach oben gekommen bist. Es ist wirklich so simpel. Jetzt liegt es an dir: einfach machen.

Natürlich ist das Wissen, das hier vermittelt wird, hoffentlich genauso wertvoll für dich, wie es für mich war, als ich es entdeckt habe. Aber Wissen allein reicht nicht. Es reicht nicht, nur zu verstehen. Wir sind nicht nur Verstand; wir sind ein komplexes Zusammenspiel von Körper, Geist und einem faszinierenden Nervensystem. Und dieses Nervensystem benötigt unsere Kommunikation in einer Art und Weise, die es versteht: einfach, regelmäßig, in kleinen, machbaren Schritten.

Dieses Buch, die Übungen, die Praxis – sie können wirklich etwas verändern. Du kannst wirklich etwas verändern. Aber dafür musst du den Schritt tun. Wenn du die Self-Check-ins nicht umsetzt, wird das Buch nur ein weiteres sein, das du gelesen hast. Damit dein Nervensystem spürt, dass du es ernst meinst, musst du in seiner Sprache sprechen. Genau das tun wir mit den Check-ins.

Vielleicht fühlt sich das am Anfang ungewohnt an, und das ist völlig normal. Jede neue Praxis braucht ein wenig Zeit, um sich in deinem Alltag zu verankern. Aber ich verspreche dir, je öfter du diese kurzen Momente für dich nutzt, desto vertrauter wird es werden. Dein Nervensystem wird beginnen, darauf zu reagieren, und kleine Veränderungen werden sichtbar. Diese kleinen Schritte summieren sich mit der Zeit zu etwas Großem.

Denke daran: Es sind nicht die riesigen, einmaligen Veränderungen, die unser Leben nachhaltig verbessern, sondern die kleinen, bewussten Entscheidungen, die wir Tag für Tag treffen. Jeder Self-Check-in ist ein solches kleines, kraftvolles Signal an dich selbst: Ich bin hier, ich kümmere mich, ich bin wichtig. Und genau das ist der erste Schritt in Richtung eines regulierteren, ausgeglicheneren Lebens. Mach den ersten Schritt – und dann noch einen.

WAS PASSIERT BEI EINEM SELF-CHECK-IN?

Etwas so Einfaches kann so tiefgreifend wirken, weil wir dabei genau das tun, was ein Nervensystem braucht, um wieder ins Gleichgewicht zu finden: Sicherheit schaffen, Unterstützung bieten und die eigenen Kapazitäten erweitern. Der Self-Check-in ermöglicht es, für einen kurzen Moment Kontakt zu dem aufzunehmen, was gerade in uns ist. Dabei spüren wir, was da ist, ohne es zu überfordern. Wenn wir Aktivierung wahrnehmen, bleiben wir für einen tolerierbaren Moment bei diesem Gefühl. So geben wir dem Nervensystem die Chance, angestaute Energie in kleinen, verkraftbaren Dosen zu verarbeiten. Direkt im Anschluss regulieren wir aktiv, indem wir eine Ressource anwenden. Damit zeigen wir unserem Nervensystem: »Alles ist in Ordnung, du bist sicher.«

Zum Abschluss spüren wir erneut nach, um wahrzunehmen, was sich verändert hat. Wenn wir den Self-Check-in erfolgreich abschließen, ist es, als hätten wir eine neue positive Erfahrung gespeichert. Diese Praxis verbindet das bewusste Wahrnehmen von Aktivierung mit aktiver Regulation – ein Pendeln zwischen dem Gefühl von Herausforderung und Sicherheit. Es ist genau das, was unser System braucht, um nachhaltig zu wachsen. Kurz, einfach und doch so wirkungsvoll.

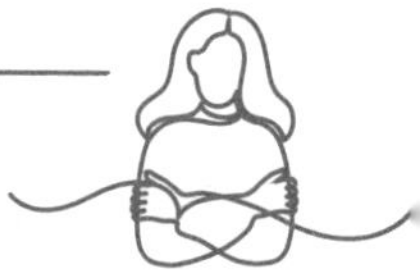

REGULATIONSRESSOURCE: ORIENTIEREN

Unser Nervensystem verwechselt bei einer Dysregulation oft die Vergangenheit mit der Gegenwart, es glaubt, dass wir immer noch im Dort und Damals in Gefahr sind, statt sicher im Hier und Jetzt. Nehmen wir mich als Beispiel: Mein Nervensystem erkennt nicht, dass ich gerade am Esstisch in der Küche sitze und diese Zeilen tippe, dass draußen der Herbstwind die bunten Blätter von den Bäumen weht, die Sonne scheint, mein Mann und meine ältere Tochter Zelda auf der Nintendo Switch spielen, während meine jüngere Tochter mit Oma Spaghetti isst.

Um meinem Nervensystem zu zeigen, dass ich sicher bin, sage ich mir bewusst: »Ich bin hier. Ich bin sicher. Jetzt, in diesem Moment.« Dabei nutze ich meine Sinne, um mich im Hier und Jetzt zu orientieren und zu verankern. Ich schaue mich um, nehme Farben und Formen wahr. Ich höre die Geräusche um mich, spüre die Textur der Tischplatte unter meinen Händen, rieche den Duft des Essens oder den frischen Wind, der durchs Fenster kommt. Mit jedem dieser Schritte lade ich mein Nervensystem ein, die Sicherheit des jetzigen Moments zu erkennen. »Sieh mal, spüre mal, riech mal... Ich bin hier. Jetzt.«
Du kannst diese Regulationsressource ganz flexibel an deine Bedürfnisse anpassen. Auch zwischendurch kannst du dich kurz orientieren, wenn du spürst, dass dein Nervensystem gerade etwas Unterstützung braucht. Sei es im vollen Bus, im Büro, auf dem Weg zum Kindergarten, beim Einkaufen oder im Wartezimmer – nutze sie genau dann, wenn es dir guttut.
So wird's gemacht:
1. Rieche fünf Dinge.
2. Berühre fünf Dinge.
3. Siehe fünf Dinge.
4. Höre fünf Dinge.

Für mich persönlich ist das Orientieren eine wertvolle Hilfe, besonders zwischendurch, da ich oft dazu neige, stark in meinen Körper hineinzuspüren. Durch das bewusste Orientieren finde ich immer wieder einen Anker im Außen, außerhalb von mir selbst. Beim Yoga schließe ich beispielsweise oft automatisch die Augen, weil mir das »Reinspüren« so vertraut ist. Doch das ist nicht immer hilfreich – durch meine Angstgeschichte nehme ich manchmal jeden Herzschlag oder kleinste Veränderungen im Rhythmus wahr. Wenn ich nicht aufmerksam bin, kann das schnell den Sympathikus auf den Plan rufen, und die Gedanken, die dann entstehen, verstärken diesen Zustand zusätzlich.

Um dem entgegenzuwirken, habe ich mir angewöhnt, das bewusste Orientieren nach außen als eine Art »Routineunterbrecher« einzusetzen. Besonders in Momenten, in denen ich automatisch die Augen schließen würde, halte ich sie absichtlich offen oder entscheide mich erst danach bewusst, sie zu schließen. Diese bewusste Unterbrechung des Automatismus schafft Raum für Experimente und die Möglichkeit zu beobachten, was sich verändert. Es ist ein fortwährendes Ausprobieren und Erkunden, das mir dabei hilft, meine Regulation zu verbessern und mich stabiler zu fühlen.

Beim Orientieren als Regulationsressource kannst du dir auch ganz bewusst viel Zeit nehmen und dich tief auf deine Sinne einlassen. Erlaube dir, das sinnliche Erleben wirklich auszukosten. Egal ob du dich nur kurz zwischendurch orientierst oder dir gezielt einen längeren Moment dafür schaffst – das Entscheidende ist, deine Aufmerksamkeit jeweils vollständig auf einen einzelnen Sinn zu richten. Nimm ihn wahr, erforsche ihn ganz bewusst, bevor du zum nächsten übergehst.

1. **Rieche fünf Dinge:** Es kann etwas ungewohnt erscheinen, sich intensiv auf den Geruch eines Gegenstandes zu konzentrieren. Doch genau darum geht es: zu for-

schen. Nimm dir ein Objekt in deiner Nähe und richte deine Aufmerksamkeit darauf. Rieche daran, nicht nur einmal, sondern mehrmals. Sei dir bewusst, was du wahrnimmst. Mit der Absicht zu riechen: »Ich bin hier. Ich nehme das jetzt wahr.« Um die Duftnote wirklich zu erfassen, ist es wichtig, präsent zu sein – und genau das wollen wir erreichen.
Wähle fünf verschiedene Gegenstände und widme jedem für etwa 30 Sekunden deine Aufmerksamkeit. Nimm dir Zeit, um nicht zu hastig weiterzugehen.
Du kannst auch bewusst nach Dingen suchen, die vermeintlich geruchsneutral sind, und beobachten, ob du doch etwas wahrnimmst. Lass dir Zeit mit dieser Übung und bleibe im Austausch mit dir selbst. Gibt es Veränderungen in deinem Empfinden? Auch wenn du nicht sofort das Gefühl hast, präsenter zu werden, lade ich dich ein, diese langsame Art des Orientierens weiterhin zu erkunden und an verschiedenen Dingen zu riechen.

2. **Berühre fünf Dinge:** Dabei geht es darum, sie wirklich zu fühlen. Beginne mit einem Gegenstand, wie zum Beispiel einer Tasse. Achte darauf, wie sie sich anfühlt: Ist sie warm oder kalt? Wie beschaffen ist die Oberfläche – glatt, rau, kühl? Wenn du merkst, dass deine Gedanken abschweifen und du den Gegenstand nicht mehr wirklich wahrnimmst, lenke deine Aufmerksamkeit sanft zurück. Es ist ganz normal, dass unsere Gedanken wandern, das ist in Ordnung.
   Konzentriere dich auf jedes der fünf Dinge, und mach dies ganz langsam. Eine hilfreiche Vorstellung könnte sein, dass du diesen Gegenstand noch nie zuvor berührt hast, dass es eine völlig neue Erfahrung für dich ist.

Wenn du dich so intensiv mit einem Objekt beschäftigst, dass es dir seltsam vorkommt, es weiterhin in der Hand zu halten, dann hast du wahrscheinlich die passende Dauer erreicht. Natürlich kannst du die Dauer auch nach Belieben variieren.

3. **Siehe fünf Dinge:** Blicke dich im Raum um und achte auf die Details deiner Umgebung. Je mehr Fokus du darauf legst, desto besser. Wenn du beispielsweise eine rote Vase siehst, versuche nicht nur, die Farbe Rot zu registrieren, sondern sie wirklich zu erfassen und zu studieren. Achte auf die Nuancen und Schattierungen. Wähle dabei Objekte aus, die sich in unterschiedlichen Entfernungen von dir befinden, sowie an verschiedenen Orten, beispielsweise links, rechts oder hinter dir. Lass deinen Blick nacheinander auf fünf Dingen ruhen und konzentriere dich ganz auf deinen Sehsinn.
4. **Höre fünf Dinge:** Versuche, mit jedem deiner Ohren nacheinander fünf Dinge zu hören. Ja, du hast richtig gelesen: Beginne mit dem linken Ohr und achte darauf, welche Geräusche du wahrnimmst. Vielleicht bemerkst du, dass du mit jedem Ohr unterschiedliche Klänge unterschiedlich stark hörst. Nimm dir Zeit, um dich wirklich darauf zu konzentrieren und die Geräusche bewusst zu erfassen. Achte auch auf die Geräusche deines eigenen Körpers. Wenn du nur drei Geräusche wahrnimmst, ist das vollkommen in Ordnung. Wenn du mit dem linken Ohr fertig bist, wechsle zum rechten und konzentriere dich auf die Geräusche, die du mit diesem Ohr hörst. Es ist in Ordnung, wenn du dieselben Geräusche hörst. Spüre, wie es sich anfühlt, den Fokus auf das andere Ohr zu legen und die Wahrnehmung zu verändern.

Wenn du mit der Übung fertig bist, sende deinem Nervensystem die Botschaft: »Ich bin hier.« Möglicherweise hast du bemerkt, dass es dir bei manchen Sinnen leichterfällt, den Fokus zu halten, während deine Gedanken bei anderen schneller abschweifen. Wenn das passiert, ist es wichtig, dich achtsam und sanft zurückzuholen.
Beurteile diese Erfahrungen nicht, sondern nimm sie einfach zur Kenntnis. Nach jeder Regulationsressource solltest du dir einen Moment Zeit nehmen, um nachzuspüren und der neuen Information die Möglichkeit zu geben, in deinem System anzukommen.
Anzeichen für eine erfolgreiche Regulation können Gähnen, Seufzen, tiefes Durchatmen, Magenknurren, Pupsen oder ein Kribbeln in den Händen und Füßen sein. Vielleicht spürst du auch deine Sitzknochen bewusster oder nimmst den Raum um dich herum klarer wahr als zuvor. Manchmal kann sich auch deine Stimme tiefer anfühlen. In den Körper zu kommen, fühlt sich nicht immer gut an. Das heißt aber nicht, dass es falsch ist. Je mehr wir uns dem System zuwenden, desto mehr wird es sich auch uns zuwenden.

So gut es ist, dass wir für einen Check-in nur wenige Minuten brauchen: Manchmal kann es wohltuend sein, uns ganz bewusst mehr Zeit zu geben. Dafür eignet sich ein »liebevoller« Self-Check-in in Kombination mit einer Regulationsressource.
Dieser intensivere Check-in ist wie eine kleine Oase im Alltag, ein Moment, in dem du dich vollständig dir selbst widmest. Vielleicht merkst du dabei, dass sich Spannungen lösen oder ein Gefühl von Ruhe und Sicherheit sich in dir ausbreitet. Gönne dir diese Zeit, wann immer du das Bedürfnis nach mehr Tiefe verspürst – dein Körper und dein Nervensystem werden es dir danken.

LIEBEVOLLE SELBSTZUWENDUNG

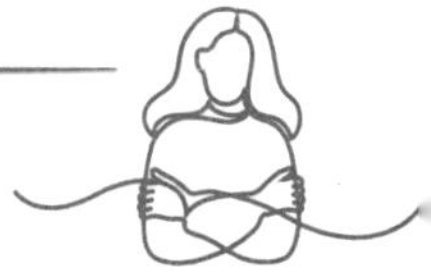

Das »Orientieren«, das du eben kennengelernt hast, erfordert nicht viel Zeit. Es ist eine einfache und effektive Methode, die du überall einsetzen kannst, oft so unauffällig, dass es anderen Menschen nicht auffällt, dass du gerade deinem Nervensystem etwas Gutes tust. Mit dieser Übung möchten wir dem Orientieren jedoch bewusst mehr Raum und Zeit geben, als du es normalerweise tun würdest. Plane daher für sie etwa 15 bis 20 Minuten ein.

So wird's gemacht:

Zunächst frage dich: Wo auf der Leiter befinde ich mich gerade? Lege dann, wenn es für dich angenehm ist, eine Hand auf deinen Bauch und die andere auf deine Brust. Dies kann dir helfen, dir bewusst zu machen, dass du einen Körper hast. Du kannst dabei deine Augen offen halten, deinen Blick senken oder sie schließen. Wenn du möchtest, teile deinem Nervensystem jetzt laut oder auch nur in Gedanken mit: »Danke, dass du mich beschützt.« Spüre nach und atme ruhig. Achte darauf, ob und wie dein Körper reagiert. Wenn du nichts wahrnimmst, ist das vollkommen in Ordnung. Beobachte einfach, ohne zu urteilen. Egal was du spürst, nimm es mit neutraler Haltung wahr: »Aha, so ist das also.«

Wende dich dir selbst zu und wiederhole, wenn du möchtest: »Danke, dass du mich beschützt.« Nimm dir erneut etwas Zeit, um auf jede Regung zu achten – deine Atmung, ein Seufzer, ein Ausatmen, ein Grummeln im Bauch, wie sich dein Kiefer anfühlt, deine Schultern, Oberschenkel und Zehen. Nimm wahr, was ist. Wie erlebst du dich in diesem Moment? Hat sich etwas verändert?

Wenn du mit geschlossenen Augen das Gefühl hast, dass die Zuwendung zu intensiv wird, kannst du beispielsweise deine Augen öffnen oder mit deinen Händen sanft über deine Oberschenkel streichen, um deinen Fokus zu verändern und das intensivere Empfinden etwas zu mildern. Du kannst dann nach dieser kurzen Pause wieder zu dir selbst zurückkehren und fortfahren.
Nur weil etwas in dir aktiviert wird, heißt das nicht, dass es falsch ist; es kann genau das sein, was du gerade brauchst und dir guttut. Bleibe beim Gefühl, beim »dich halten« und »mit dir sein« in diesem Moment. Probiere Sätze wie diese aus: »Danke, dass du mich beschützt. Ich weiß, du tust das, weil du nicht glaubst, dass ich sicher bin. Das fühlt sich nicht gut an, aber ich verstehe, dass du nur handelst, weil du nicht glaubst, dass ich sicher bin.«
Spüre, ob du eine solche oder ähnliche Botschaft an dein System senden möchtest. Verweile hier für einige Minuten, so lange es für dich angenehm und gut tragbar ist. Und frage dich dann: Wo auf der Leiter bin ich jetzt?

Auch Selbstmitgefühl kann eine wertvolle Ressource sein. Schaue einmal, ob es dich in einen ventraleren Zustand versetzt. Wir kämpfen nicht gegen die Dysregulation an, sondern wenden uns ihr zu, mit der Haltung: »Lass mich dir zeigen, dass ich sicher bin. Ich weiß, dass du das nicht glaubst.« Es ist fast so, als würden wir einen jüngeren Teil von uns in eine Decke einwickeln, ihn streicheln und halten, um ihm zu vermitteln: Es ist in Ordnung.
Ich lade dich ein, dir die Frage zu stellen: Welche Haltung nimmst du gegenüber deinem Körper ein und wie kommuniziert er mit dir? Wenn wir mit unserem Nervensystem und den Verhaltensweisen, die es zeigt, Freundschaft schließen, kommen wir schneller voran.

ERFOLGREICH REGULIEREN IST NICHT SCHWER

ZUSTANDSADÄQUATES REGULIEREN

Nutzen wir noch einmal das Bild, das wir schon öfter herangezogen haben: Jeder unserer Zustände ist wie ein riesiges Land. Je nachdem, wo in diesem Land wir uns gerade befinden, brauchen wir andere Dinge, um uns wohlzufühlen. Denken wir wieder an die Peru-Reise: Ob wir die Hauptstadt erkunden, am Strand entspannen, uns durch den Dschungel schlagen oder in den Anden wandern, entscheidet darüber, was wir in den Rucksack packen. Für jeden Ort brauchen wir eine komplett unterschiedliche Ausrüstung. Genauso verhält es sich mit den Zuständen unseres Nervensystems: »*One size fits all*« gibt es hier nicht. Wollen wir erfolgreich regulieren, ist es wichtig zu wissen, dass zum Beispiel bei einer niedrigen dorsalen Aktivierung etwas anderes nötig ist als bei einer hohen – obwohl wir im selben metaphorischen Land sind. Bei »1 dorsal« nimmt unsere Neurozeption einen ganz anderen Grad an Gefahr wahr als bei »8 dorsal«. Dasselbe gilt auch für den Sympathikus und die Starre. Deshalb ist es wichtig, diese Nuancen unseres Systems kennenzulernen. So kannst du gezielter regulieren, dein System in jeder Situation besser unterstützen und dich immer öfter selbst ans Steuer deines Nervensystems setzen.

Welche Tätigkeiten stehen uns zur Auswahl, um uns zu regulieren? Um unser »Regulationsmenü« zu füllen, können wir an Dinge denken, die ...

- ... wir in der Natur erleben können.
- ... wir mit anderen sicheren Menschen oder Tieren erfahren können (Co-Regulation).
- ... kreativ sind beziehungsweise unsere Kreativität aktivieren.
- ... Bewegung beziehungsweise sportliche Aktivität beinhalten.
- ... unsere verfügbaren Sinne (sehen, riechen, hören, fühlen, schmecken) aktivieren.

Die Beispiele, die du gleich unter Natur, Co-Regulation, Kreatives, Bewegung und Sinne findest, sind Aktivitäten und Regulationsressourcen, die dir helfen können, deine Regulation zu verbessern. Es geht darum, dein individuelles Regulationsmenü zu erstellen, aus dem du wählen kannst. Gestalte es so, wie es für dich passt. Ein Beispiel dafür, wie dein Menü aussehen könnte, findest du nach den Ausführungen zu den einzelnen Zuständen.

Ich lade dich ein, dein Menü um die Tätigkeiten zu ergänzen, die deiner ganz persönlichen Lebensrealität und Umgebung entsprechen. Vielleicht lebst du in der Nähe von einem Meer oder einem großen See und weißt, dass es dir guttut zu surfen. Das wäre zum Beispiel eine Ressource aus deinem Alltag, die du ergänzen kannst, um dein persönliches Regulationsmenü zu vervollständigen.

Je mehr du dich mit diesen Themen auseinandersetzt und dabei entdeckst, was dir hilft, desto besser wirst du dich selbst unterstützen können. Sowohl in den Momenten, in denen es »eigentlich ganz gut« läuft und du für noch mehr Wohlbefinden sorgen möchtest, als auch in schwierigen Situationen, in denen du dir augenblicklich die Unterstützung geben kannst, die dein System gerade braucht. Jede der in diesem Buch vorgestellten Regulationsressourcen – wie die 4-7-8-Atmung, das »Voo«, Wiegen, Schütteln und andere – kann Teil deines persönlichen Werkzeugkastens werden. Letztendlich dreht sich alles um die zentrale Frage: Was tut mir gut?

HOW TO REGULATE: DER SYMPATHIKUS

Je nachdem, wie stark der aktive Sympathikus ausgeprägt ist, haben wir entweder ein wenig zu viel Energie im System oder deutlich zu viel. Um diesen Energieüberschuss auszugleichen, benötigen wir entsprechend entweder etwas Bewegung oder sehr viel Bewegung.

REGULATIONSMENÜ FÜR »1–5 SYMPATHISCH«

Bei einem leicht aktiven Sympathikus möchten wir sanfte Bewegung einladen, aber nicht so viel, wie es bei höheren Stufen erforderlich wäre. Hier könnten Übungen wie das »Voo«, das bewusste Orientieren im Raum oder achtsames Atmen hilfreich sein. Diese Ansätze mögen dem System anfangs etwas »seltsam« vorkommen, doch wenn du bemerkst, dass es nach einem kurzen »Oh, das ist ungewohnt!« darauf anspricht, könntest du bei diesen Ressourcen bleiben. Sollte das jedoch nicht ausreichend wirken, könnte es notwendig sein, stärkere Mobilisierung einzusetzen.

Nicht förderlich in einem »1–5 sympathischen« Zustand sind hingegen schnelle, intensive Übungen wie die Feueratmung aus dem Yoga oder High-Intensity-Training mit kurzen, sehr anstrengenden Intervallen. Solche Praktiken können die Dysregulation eher verstärken als lindern.

Hier einige Tätigkeiten, die sich anbieten:

- **Natur:** spazieren gehen, den Vögeln zuhören, Gras unter den Füßen spüren, bei einem Bach oder See sitzen, die Füße ins Wasser halten, in Regenpfützen springen, wandern, Fahrrad fahren, im Park lesen, Gartenarbeit wie Rasen mähen oder Blumen einpflanzen.
- **Co-Regulation:** mit einem sicheren Menschen Zeit verbringen (telefonieren, SMS schreiben, Videocall, treffen), sich einem sicheren Menschen anvertrauen, mit dem Haustier beschäftigen, auswärts arbeiten, Besorgungen erledigen.
- **Kreatives:** kochen, basteln, malen, zeichnen, freies Schreiben, Journaling, töpfern.
- **Bewegung:** sanfte Bewegungen, tappen, dehnen, chanten, »Voo«, langsames Schütteln, laufen, Gewichte heben, Yoga, barfuß gehen und den Untergrund bewusst wahrnehmen, tanzen oder freie Bewegungen.

- **Sinne:** passende Musik hören, Soundbäder, ätherische Öle einsetzen, etwas Köstliches bewusst schmecken.

REGULATIONSMENÜ FÜR »5–10 SYMPATHISCH«

Bei einer starken sympathischen Aktivierung ist viel Bewegung oder sogar sehr intensive Bewegung hilfreich. Schnelle Atemtechniken oder Übungen, die zusätzliche Energie ins System bringen, sind hingegen nicht geeignet. Auch stilles Sitzen oder Meditation im Sitzen können in solchen Momenten wenig unterstützend wirken. Stattdessen kann es helfen, bewusst länger aus- als einzuatmen, um den Parasympathikus zu aktivieren. Falls nötig, kombiniere mehrere Regulationsressourcen, um dich schrittweise wieder ins Hier und Jetzt und in einen ausgeglicheneren Zustand zu bringen.

In diesem Zustand bieten sich diese Tätigkeiten an:

- **Natur:** anstrengendere Gartenarbeit, draußen statt drinnen arbeiten, Erledigungen zu Fuß statt mit dem Auto erledigen, wandern.
- **Co-Regulation:** sich einem sicheren Menschen anvertrauen, Umarmung oder andere sichere Berührung, jemanden anrufen, mit jemandem spazieren gehen, Comedyshow ansehen, Konzert besuchen oder Fernseher laut aufdrehen, die Stimmung »aufsaugen« und mittanzen.
- **Bewegung:** schnell spazieren gehen, mit Sprints joggen, laufen, intensives Schütteln, tanzen, ekstatischer Tanz, anstrengende Hausarbeit wie Möbelverschieben, freie Bewegung, Burpees, High-Intensity-Training, Krafttraining, Fahrrad fahren auf herausforderndem Gelände, Yoga, Geräusche machen (aus dem Bauch, tiefe Töne, zum Beispiel in Kombination mit Schütteln).

» **Sinne:** Nutze Regulationsressourcen, die die Sinne ansprechen. Du kannst zum Beispiel dein »Revier erkunden«, indem du dich in deiner Umgebung bewegst und hintereinander fünf Dinge mit allen Sinnen erfasst. (Die Ressource »Orientieren« findest du auf Seite 188.)

Stell dir vor, du bist in einem Zustand von 5 bis 10 auf der sympathischen Aktivierungsskala und versuchst zu meditieren. Dein Nervensystem, das eine akute Bedrohung wahrnimmt, könnte denken: »Wie bitte? Du setzt dich jetzt einfach hin? Was soll das?« Was passiert dann? Dein System erhöht die Alarmbereitschaft, denn es will dich in Bewegung setzen, um die vermeintliche Gefahr zu bewältigen. Wenn du still bleibst oder dich zu wenig bewegst, verstärkt das nur die Dysregulation.

Bei starker sympathischer Aktivierung braucht dein Körper viel Bewegung, um die überschüssige Energie abzubauen und die Regulation zu fördern. Deshalb funktioniert Meditation nicht für jeden und sollte auch nicht als universelles »Wundermittel« dargestellt werden. Erst wenn wir die Bedürfnisse unseres Nervensystems berücksichtigen, können wir einschätzen, ob Meditation in einem bestimmten Moment hilfreich ist – oder ob ein anderes Tool besser passt.

Wenn du dich schwer mit Meditation tust, hat das absolut nachvollziehbare Gründe. Das heißt nicht, dass etwas mit dir »falsch« ist. Es bedeutet nur, dass dein System etwas anderes benötigt. Jetzt weißt du, wie du stattdessen unterstützen kannst, was dein Körper und dein Nervensystem gerade wirklich brauchen.

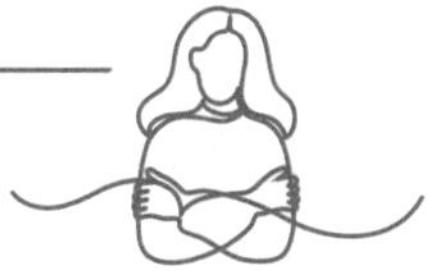

REGULATIONSRESSOURCE: SANFTER, WEICHER BLICK

Sind wir sympathisch aktiviert oder in einem Zustand der Starre, wird unser Blick automatisch extrem fokussiert – schließlich geht es aus Sicht des Nervensystems ums Überleben. In Sicherheit ist das jedoch nicht notwendig. Wenn wir bewusst die Muskeln um unsere Augen entspannen, öffnet sich unser Blickfeld und wird weicher. Das hat eine direkte Wirkung auf unseren Körper: Er nimmt die Entspannung wahr, und unser System erhält die Botschaft: »Oh, wir sind sicher.«

So wird's gemacht:

1. Hebe deine Arme seitlich von dir weg und strecke sie aus. Fokussiere deinen Blick auf einen festen Punkt direkt vor dir und lass ihn dort ruhen.
2. Drehe dann die Handflächen nach innen, bewege deine Finger und bring deine Arme langsam nach vorn – gerade so weit, dass du die Fingerspitzen rechts und links in deinem peripheren Sichtfeld erkennen kannst. Obwohl dein Blick weiterhin auf den Punkt vor dir gerichtet bleibt, nimmst du die Bewegung deiner Finger wahr. Das ist der Moment, in dem dein Blick weich wird – genau das wollen wir erreichen.
3. Senke anschließend die Arme, behalte jedoch den weichen Blick bei und schaue, ob du Objekte zu beiden Seiten gleichzeitig wahrnehmen kannst. Es ist völlig in Ordnung, wenn diese etwas verschwommen wirken. Spüre, wie du den Raum um dich herum wahrnehmen kannst, während dein Blick auf einen zentralen Punkt fokussiert bleibt.

Diese Übung kann dazu führen, dass du dich müde fühlst – das ist vollkommen in Ordnung. Bitte beachte: Vermeide diese Übung, wenn du dich in einem dorsalen Zustand befindest!

HOW TO REGULATE: DIE STARRE

Wir erinnern uns: Starre tritt auf, wenn sowohl sympathische als auch dorsale Dysregulation gleichzeitig vorhanden sind. Wir haben zwar zu viel Energie, fühlen uns jedoch gefangen und handlungsunfähig. Um die Starre zu überwinden und aus diesem Zustand herauszukommen, ist es wichtig, zunächst den dorsalen Anteil behutsam anzugehen. Wenn wir mehr Energie ins System bringen, könnte dies den sympathischen Anteil erhöhen und somit auch den dorsalen, was dazu führen würde, dass wir noch tiefer in die Starre geraten.

Um die Starre im ersten Schritt zu mildern, kann es hilfreich sein, sich bewusst von der Quelle der Starre abzuwenden und die Aufmerksamkeit auf etwas anderes zu richten, bei dem wir uns handlungsfähig fühlen. Auf diese Weise erkennt das System, dass die Gefahr nicht mehr direkt betrachtet wird, was die Dysregulation verringern kann. Danach können wir sanfte, langsame Bewegungen einführen, um den festen Griff der dorsalen Dysregulation aufzulockern. Es geht darum, minimale Bewegungen zu machen, denn bei der dorsalen Dysregulation sind kleine, langsame und sanfte Schritte wichtig – fast so, als würden wir die Dysregulation »rausstreicheln«.

Wenn wir unserem System zeigen, dass Bewegung möglich ist und die Dysregulation dadurch etwas nachlässt, können wir eventuell kleine, machbare Schritte in Richtung des Problems unternehmen. So ein minimaler Schritt wäre vielleicht eine von eintausend E-Mails zu schreiben. Oder nur mal das Mailprogramm zu öffnen.

Oder nur mal den Laptop zu starten. Oder nur mal ins Arbeitszimmer zu gehen.

REGULATIONSMENÜ FÜR »1–10 STARRE«

In diesem Zustand wollen wir uns einer Sache zuwenden, die sich machbar anfühlt. Nicht zu empfehlen sind hier einmal mehr schnelle Atmung und still zu sitzen.

Diese Tätigkeiten bieten sich an:

- **Natur:** den Tee heute draußen trinken, spazieren gehen, aufs Land fahren, im Wald spazieren gehen, Bäume umarmen, Gartenarbeit, wandern, Rad fahren oder inlineskaten.
- **Co-Regulation:** sich ums Haustier kümmern, Freunde im Park oder zum Spazierengehen treffen, Körperkontakt, gehalten werden, jemanden anrufen, einen Film mit einer sicheren Person schauen oder ein Buch lesen, sich mit Menschen im echten Leben verbinden: anrufen, treffen, austauschen, an einen sicheren Menschen denken.
- **Kreativ:** etwas anmalen, Mandala ausmalen, eine Collage erstellen, Möbel oder Bilder neu arrangieren, Fotoalbum erstellen, dichten, stricken, backen und den Kuchen dekorieren, Blumen zusammenstellen, puzzeln, schick anziehen.
- **Bewegung:** das Bett machen, den Müll rausbringen, das Gesicht waschen, eine einzelne Mail schicken, eine einzelne Ladung Wäsche waschen, den Tisch abräumen, Geschirrspüler einräumen, nur ein Zimmer reinigen, laufen gehen, Yoga, Online-Work-out von zu Hause aus, summen, »Voo«, »Om«, tappen.
- **Sinne:** die Stoffe verschiedener Textilien bei der Hausarbeit wirklich spüren (zum Beispiel beim Wäsche zusammenlegen), etwas Gutes essen oder trinken und wirklich schmecken, an Blumen riechen, zu Musik bewegen und sie ganz bewusst wahrnehmen.

REGULATIONSRESSOURCE: WIEGEN

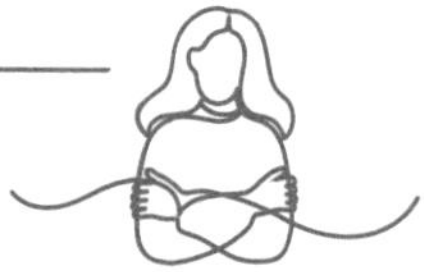

Das Wiegen bietet eine sanfte und langsame Möglichkeit, Mobilisation in den Körper einzuladen und eignet sich für alle Formen der Dysregulation. Bei einer hohen sympathischen Aktivierung könnte es jedoch möglicherweise zu ruhig und bewegungsarm sein. Wenn es für dich angenehm ist, kannst du das Wiegen mit einer Selbstumarmung kombinieren.

So wird's gemacht:

Führst du das Wiegen zum ersten Mal aus, empfehle ich dir, es im Sitzen auszuprobieren. Spüre den Boden unter deinen Füßen. Finde einen Ort, an dem deine Hände ruhen können. Vielleicht eignen sich dafür deine Oberschenkel. Lade nun langsam ein wenig Bewegung ein, die ihren Ursprung an der Wurzel der Wirbelsäule hat, beinahe noch unterhalb des Steißbeins – ganz unten. Von dort beginnend, wiege dich ganz leicht hin und her. Ich lade dich ein, mit winzigen Bewegungen zu beginnen. So kleinen, dass man sie im Außen noch gar nicht wirklich wahrnehmen kann. Mit der Zeit, ganz langsam, kannst du diese von der unteren Wirbelsäule ausgehende Bewegung allmählich größer werden lassen. Sei dabei im Austausch mit dir und spüre hin, wie viel Bewegung dir guttut. Tendenziell sollte das Wiegen immer etwas eher Zurückhaltendes, Langsames sein. Wenn du möchtest, stell dir vor, wie sich sanft wiegender Seetang im rhythmischen Fluss des Meerwassers bewegt – langsam, sachte, ganz behutsam. Lass diese Vorstellung dein eigenes Wiegen begleiten, so lange, wie es sich gut für dich anfühlt.

Vergiss nicht, danach nachzuspüren: Gib deinem Körper Zeit, die Erfahrung zu verarbeiten. Was nimmst du wahr?

HOW TO REGULATE: DORSAL

In der dorsalen Dysregulation hat die Neurozeption festgestellt, dass es kein Entrinnen gibt. Deshalb beginnt das System, uns abzuschalten.

REGULATIONSMENÜ FÜR »1–5 DORSAL«

Um den Griff einer dorsalen Dysregulation etwas zu lockern, bringen wir ein wenig Bewegung ins System. Es ist wichtig, dass es nicht zu viel ist und wir langsam vorgehen. Es kann sein, dass sich ein Teil von uns stark dagegen wehrt, jetzt beispielsweise für zehn Minuten raus an die frische Luft zu gehen. Aber ein anderer Teil in uns weiß, dass dies jetzt gut für uns ist – und deshalb ziehen wir es durch. Wäre die Dysregulation höher, würde der Teil in uns, der weiß, dass die frische Luft uns eigentlich guttun würde, immer leiser werden.

Wichtig bei dieser Art von Dysregulation ist, darauf zu achten, dass die Ausatmung nicht länger als die Einatmung dauert, da dies das System noch weiter herunterregulieren könnte. Halte außerdem während der Anwendung deiner Regulationsressourcen die Augen offen. So bleibt die Verbindung zum Hier und Jetzt erhalten und wird nicht zusätzlich belastet.

Empfehlenswert sind diese Aktivitäten:

- **Natur:** Sonne auf dem Gesicht spüren, das Gefühl von Regentropfen auf der Haut wahrnehmen, Wind im Haar spüren, einen Baum anfassen, in die Wolken schauen, Vögel und Schmetterlinge beobachten, Gras spüren.
- **Co-Regulation:** spielen, einen sicheren Menschen kontaktieren, dem oder der Kassierenden in der Drogerie ein Kompliment machen.
- **Kreativ:** schreiben, zeichnen, malen, stricken, häkeln, kochen, knüpfen.

- **Bewegung:** zweiteilige Kurzatmung, orientieren, gehen, langsam und sanft schütteln, wiegen, sanft dehnen, Yoga, Qigong, Menschen beim Spazierengehen Hallo sagen, umarmen.
- **Sinne:** duschen und das Wasser bewusst auf der Haut spüren, die Borsten der Haarbürste auf der Kopfhaut wahrnehmen, eincremen, tappen, verschiedene Früchte kosten und ihren Geschmack wahrnehmen, die Wärme einer Kerze spüren.

REGULATIONSMENÜ FÜR »5–10 DORSAL«

Das Murmeltier befindet sich nicht in der Vorbereitung auf den Winterschlaf – es steckt mittendrin. Es schläft tief. Um es nicht zu erschrecken, wecken wir es mit größter Behutsamkeit. Ganz langsam, sehr vorsichtig, laden wir kleine Mengen an Bewegung und Energie ein. Das System braucht Zeit, um nach und nach im Hier und Jetzt anzukommen. Sensorisch intensive Reize können dabei hilfreich sein, etwa das Halten eines Eiswürfels oder das Riechen an ätherischen Ölen. Wichtig: Halte dabei deine Augen geöffnet und vermeide es, in diesem Zustand zu meditieren.

Folgende Aktivitäten sind zu empfehlen:

- **Natur:** das Fenster öffnen und den Wind spüren, tief Luft holen, der Natur lauschen, Vögel beobachten.
- **Co-Regulation:** Tiervideos ansehen, mit Tieren Zeit verbringen, mit einem sicheren Menschen sein, eine Sendung mit sicheren Menschen ansehen, Podcast hören.
- **Kreativ:** Journaling, die Natur wahrnehmen (»Mein erster Tag auf der Welt«).
- **Bewegung:** tappen, »Voo«, Hände mit warmem Wasser waschen, Yoga, Qigong, sanft dehnen, zweiteilige Kurzatmung. (Diese Atemübung nur einmal machen und dann abwarten, ob sich etwas verändert.)

» **Sinne:** einen Eiswürfel halten, eine Tasse Tee trinken und die Wärme im Körper wahrnehmen, den Boden mit den Füßen spüren, eine Kerze beobachten, ätherische Öle riechen, bewusst Nahrung zu sich nehmen und wirklich schmecken.

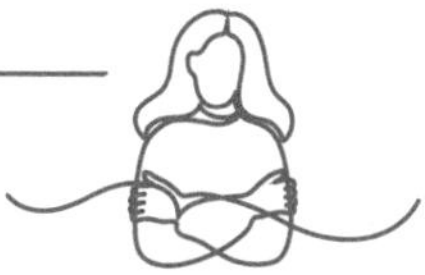

REGULATIONSRESSOURCE: SCHÜTTELN

Das Schütteln als Regulationsressource kann in jedem Zustand hilfreich sein, solange wir darauf achten, dass die Bewegung für unser System angemessen ist und es unterstützt. Um herauszufinden, was gerade passt, starten wir mit kleinen Bewegungen und spüren achtsam hinein, wie es weitergehen darf. Wichtig zu wissen: Schütteln ist nicht gleich schütteln. Bleibe in Verbindung mit dir selbst und frage immer wieder nach, welche Intensität dir aktuell guttut. Manchmal kann es bereits genügen, nur die Hände langsam zu schütteln.

Dieses Tool bietet eine Möglichkeit, wirklich bei uns selbst einzuchecken. So wird's gemacht:

» Wie viel Bewegung fühlt sich gerade richtig an?
» Wie groß dürfen die Bewegungen sein?
» Welche Körperbereiche möchten sich bewegen?
» Möchte ich sitzen bleiben oder lieber aufstehen?
» Wie lange braucht mein System, bis es signalisiert, dass es »genug« ist?

Auch bei dieser Übung gilt: im Anschluss nachspüren.

HOW TO REGULATE: VENTRAL

Der ventrale Zustand ist ein Zustand der Sicherheit und Verbundenheit, in dem wir uns ruhig, präsent und im Einklang mit uns selbst und der Umgebung fühlen. Hier sind wir offen für soziale Interaktion, kreative Prozesse und tiefe Erholung, da unser Nervensystem signalisiert, dass keine unmittelbare Gefahr besteht.

REGULATIONSMENÜ FÜR »1–10 VENTRAL«

Was kann dir helfen, eine ventrale Erfahrung zu vertiefen oder länger aufrechtzuerhalten? Was darfst du mehr in dein Leben einladen? Was tut dir gut? Wahrscheinlich eignen sich dafür viele der Ressourcen, die auch in der Dysregulation hilfreich sind. Allerdings könnte es sein, dass du im ohnehin regulierten Zustand einfach Lust auf andere Dinge hast.

Zu empfehlen sind diese Tätigkeiten:

- **Natur:** in der Sonne sitzen und lesen, Gartenarbeit, Pflanzen umtopfen, Rasen mähen, einen Stadtteil erkunden, spazieren gehen, einen neuen Park kennenlernen, aufs Land fahren, draußen arbeiten, einen Markt besuchen, in der Sonne liegen, den Sonnenaufgang genießen, schwimmen, reiten, Ski fahren, Rad fahren, inlineskaten.
- **Co-Regulation:** ein neues Restaurant ausprobieren, Frühstück mit einer sicheren Person, Menschen beim Spazierengehen begrüßen, Ausflüge unternehmen, picknicken, Umarmungen.
- **Kreativ:** lesen, schreiben, einen Kunstkurs besuchen, ein Bild malen, die Wand neu dekorieren, Kuchen backen, eine Geschichte oder ein Gedicht schreiben, musizieren.
- **Bewegung:** stretchen, Massage geben oder erhalten, tanzen, körperbetontes Spielen, Museum besuchen, Tennis, in der Nachbarschaft spazieren gehen, Eindrücke sammeln, den Körper so bewegen, wie es ihm gerade entspricht.

- **Sinne:** an einem Gewässer spazieren gehen und den Geräuschen lauschen, das Meer genießen, die Berge bestaunen, eine Badekugel verwenden, das Essen bewusst schmecken, Berührung allein und mit anderen.

FÜLLE DEIN PERSÖNLICHES REGULATIONSMENÜ

Du weißt jetzt, worauf es in den verschiedenen Zuständen und bei Aktivierungsgraden ankommt und hast zahlreiche Regulationsressourcen sowie Aktivitäten kennengelernt, die dich unterstützen können, dir etwas Gutes zu tun und dich im Alltag zu stärken. Nun ist es an der Zeit, dein persönliches Regulationsmenü zu gestalten. Überlege dir die Antworten auf folgende Fragen und finde für jede Situation mehrere Ressourcen, die zu dir passen:
Was hilft mir, mehr Regulation zu finden, wenn ...

- ... ich ventral bleiben will?
- ... ich eine ventrale Erfahrung noch vertiefen möchte?
- ... mein sympathisches Nervensystem bei 1–5 oder 5–10 aktiv ist?
- ... ich in der Starre bei 1–5 oder 5–10 bin?
- ... ich im dorsalen Zustand meines Nervensystems bei 1–5 oder 5–10 bin?

Auf der folgenden Seite findest du ein Beispiel dafür, wie dein Regulationsmenü aussehen könnte.[37]
Natürlich kannst du dein persönliches Menü noch weiter verfeinern. Zum Beispiel könntest du dem ventralen Bereich Kategorien wie Spiel oder Stille hinzufügen. Auch eine zusätzliche Spalte für den Bambi-Reflex wäre denkbar. Der Gedanke hinter einem solchen Menü ist es, eine Liste mit hilfreichen Ideen griffbereit zu haben – jederzeit abrufbar, wenn du sie brauchst.

MEIN REGULATIONSMENÜ

VENTRAL	SYMPATHIKUS	STARRE	DORSAL
Allgemeines Empfinden:			
»Ich kann!«	»Ich kann und ich muss!«	»Ich muss, aber ich kann nicht!«	»Ich kann nicht!«
Der Zustand fühlt sich für mich so an:			
verbunden, präsent, sicher, kreativ, offen, lebensfroh, ruhig, geerdet	gestresst, unsicher, wütend, ängstlich, hektisch, überreizt, genervt	feststecken, gefangen, unter Druck, Dringlichkeit, handlungsunfähig, erschöpft	hoffnungslos, müde, antriebslos, unverbunden, taub, verzweifelt *(Setze in diesen Feldern ein, was auf dich zutrifft. Hinweise findest du bei deiner autonomen Leiter.)*
Fragen zur Einteilung der Ressourcen und Aktivitäten:			
Fühlt es sich an, als würde es mir dabei helfen, eine positive Erfahrung zu vertiefen und mich im Hier und Jetzt zu erden?	Fühlt es sich an, als könnte es mich dabei unterstützen, ein wenig oder viel überschüssige Energie loszuwerden?	Fühlt es sich an, als wäre es hilfreich, um mich sanft und in kleinen Schritten in Bewegung zu bringen?	Fühlt es sich an, als wäre es hilfreich, um behutsam ein wenig Energie in mein System zu bringen?
Mein Menü:			
	1–5: 5–10:	1–5: 5–10:	1–5: 5–10: *(Ergänze die Felder um jene Aktivitäten und Ressourcen, die für dich persönlich stimmig und hilfreich sind.)*

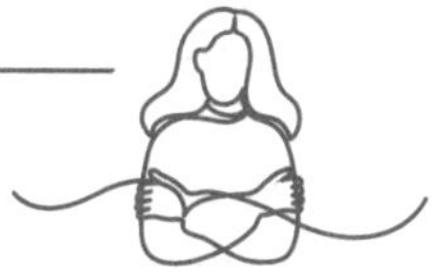

REGULATIONSRESSOURCE: SELBSTUMARMUNG

Die Selbstumarmung ist eine Übung, die in jedem Zustand hilfreich sein kann. Bei starker sympathischer Aktivierung mag sie allein nicht ausreichend sein, da sie eher ruhig ist. Du könntest sie jedoch ergänzend nutzen, um deine Regulation weiter zu verbessern, nachdem du beispielsweise durch Schütteln bereits etwas überschüssige Energie abgebaut hast. Ich möchte dich einladen, damit zu experimentieren und zu sehen, wie sich eine Selbstumarmung für dich angenehm anfühlt. Neben deinen persönlichen Entdeckungen gibt es eine einfache Anleitung, die dir als Ausgangspunkt dienen kann und von der aus du weiter experimentieren kannst.

So wird's gemacht:

1. Platziere deine rechte Hand unter deinem linken Arm, etwa zwischen Brust und Achselhöhle, ungefähr auf Höhe des Herzens.
2. Lege deine linke Hand an deinen rechten Oberarm.
3. Erkunde nun, wie fest du dich selbst halten und ob du die Position der Hände leicht ändern willst. Vielleicht vertieft ein sanftes Streicheln die Erfahrung oder du möchtest deinen Kopf auf die Schulter legen.
4. Bleibe in der Selbstumarmung, solange es sich für dich angenehm anfühlt.

Gib deinem System, wie immer, Zeit, die neue Erfahrung wirken zu lassen. Spüre nach, ob und wie die Selbstumarmung zu deiner Regulation beigetragen hat.

REGULATIONS-FAQ: HÄUFIGE FRAGEN

Immer, wenn wir etwas Neues ausprobieren, sammeln wir eigene Erfahrungen, und dabei tauchen oft Fragen auf. Hier sind Antworten auf einige der häufigsten.

WIE OFT SOLL ICH REGULIEREN?

Um mehr Regulation in unser Nervensystem zu bringen, ist Regelmäßigkeit entscheidend – genau wie beim Aufbau eines Muskels. Ohne kontinuierliches Üben wird unser Nervensystem sich nicht verändern. Der Schlüssel liegt darin, die im Buch vorgestellten Ressourcen oder andere unterstützende Strategien, die dir helfen, dich einem ventralen Zustand von Sicherheit, Verbindung und Präsenz anzunähern, in deinen Alltag zu integrieren.

Wenn etwas zu aufwendig erscheint, neigen viele dazu, gar nicht erst anzufangen oder nicht dabeizubleiben. Finde für dich heraus, wie viele »Regulationseinheiten« für dich realistisch und angenehm sind. Wichtig ist, dranzubleiben und diese kleinen Check-ins zur Priorität zu machen. Das aktive Regulieren deines Systems darf gern einen Platz in deinem Alltag und deinen Gedanken einnehmen, sollte sich aber weder überfordernd noch belastend anfühlen.

WAS MÖCHTE ICH MIT DEM REGULIEREN ERREICHEN?

Das Ziel beim Regulieren ist nicht, sofort in den ventralen Zustand unseres Nervensystems zu springen. Vielmehr geht es darum, einen kleinen Schritt weiter nach oben auf der autonomen Leiter zu machen und damit ein Stück näher an Regulation zu kommen. Diese scheinbar »kleinen« Schritte sind in Wirklichkeit bedeutend, denn sie verändern unser Nervensystem nachhaltig. Jedes Mal, wenn du eine Regulationsressource nutzt, signalisierst du deinem Nervensystem, dass du etwas sicherer bist, als es zunächst angenommen hat. Wenn du zum Beispiel im Sympathikus von einer 5 auf eine 4 kommst, ist das ein großartiger Fortschritt!

AUF WELCHE VERÄNDERUNGEN ACHTE ICH BEIM REGULIEREN IN DEN VERSCHIEDENEN ZUSTÄNDEN?

Ein etwas reduzierter Sympathikus kann sich anfühlen wie: weniger Spannung, mehr Erdung, weniger unangenehme Energie, klareres Denken, reduzierte Dringlichkeit und ein langsamerer Herzschlag.

Eine Abnahme der dorsalen Dysregulation kann sich äußern in: einem intensiveren Körperbewusstsein, einem gesteigerten Präsenzgefühl in deiner Umgebung, wacheren Sinnen, Wärme, einem Gefühl der Fähigkeit oder dem Erleben von mehr Energie.

Der Ausstieg aus der Starre kann sich anfühlen wie: ein Gefühl der Befreiung, allgemeine Entspannung, weniger Widerstand, mehr Bewegungsfreiheit, weniger widersprüchliche Gedanken, klarere Gedanken und ein gesteigertes Gefühl von Kompetenz.

Für jede Art der Dysregulation gilt, dass tiefere Atemzüge, Kribbeln, Gähnen, ein präsenteres Gefühl, Magenknurren, Blähungen oder Aufstoßen grundsätzlich Anzeichen für eine verbesserte Regulation sind. Blähungen, Aufstoßen oder Magenknurren sind oft Zeichen dafür, dass der Verdauungstrakt wieder aktiv wird. Zudem können sich angespannte Bereiche in deinem Körper lockern, der Druck an bestimmten Stellen verringern oder du ein allgemeines Gefühl des Aufatmens erleben.

Generell bist du präsenter, je besser deine Regulation ist. Achte nicht nur auf körperliche Empfindungen, sondern beobachte auch, wie sich deine Gedanken verändern. Nutze deine selbst befüllte oder die zuvor befüllte autonome Leiter, um dich besser zu orientieren.

KANN ES SEIN, DASS ICH SO GUT WIE IMMER DYSREGULIERT BIN?

Ja, das kann gut sein. Viele von uns sind oft zumindest leicht dysreguliert. Der stressige Alltag, unterdrückte Emotionen, nicht integrierte prägende Erfahrungen und die Vielzahl an To-dos tragen dazu bei. Wenn du durch dein Forschen und regelmäßige Check-ins bemerkst, dass du drei Viertel des Tages beispielsweise »1–3 sympathisch« aktiviert bist und dich in stressigen Momenten bei »5 sympathisch« einordnen würdest, ist das nicht »schlimm«. Es ist weder notwendig noch hilfreich, bei solchen Beobachtungen in Panik zu verfallen und die Dysregulation weiter anzuheizen, indem du plötzlich Druck verspürst, alles schnell ändern zu wollen.

Das gilt auch, wenn du feststellst, dass du dich häufig in der Starre oder im dorsalen Zustand befindest. Unsere Haltung ist eine beobachtende. Wir stellen fest und erforschen, wie gesagt, ohne zu verurteilen. Wenn du merkst, dass du oft dysreguliert bist, ist das sogar sehr positiv. Du hast dir etwas bewusst gemacht und kannst nun aktiv daran arbeiten, nach und nach mehr Sicherheit in dein System zu bringen. Langsam, mit viel Geduld und einer wohlwollenden Haltung dir selbst und deinen Zuständen gegenüber.

Mach genau so weiter. Checke weiterhin bei dir ein, notiere deine Entdeckungen und lass Regulation durch unsere Ressourcen folgen. Freue dich über jeden noch so kleinen Schritt. Dieser Weg ist nichts für Menschen, die massive Veränderungen innerhalb von Sekunden erwarten. Er ist jedoch nachhaltig und tatsächlich transformativ. Nervensystemarbeit besteht aus kleinen, schrittweisen Veränderungen. Diese 0,1 Prozent jeden Tag summieren sich mit der Zeit. So entsteht ein Leben, das wir hauptsächlich im ventralen Zustand verbringen können, in dem wir uns wirklich lebendig fühlen und aus dem Vollen schöpfen können. Weil wir unserem System die Zeit und Zuwendung gegeben haben, die es braucht, um sich sicher zu fühlen und all diese Gefühle auch halten zu können.

ICH SPÜRE NICHTS, WENN ICH MICH REGULIERT HABE. WARUM IST DAS SO?

Es kann sein, dass dein Nervensystem *noch* nicht mit dir kommuniziert. Manche Nervensysteme, vor allem jene, die lange in der Dysregulation waren, sind sehr müde. Nach jahrelangem Marathonlaufen hat dein System vielleicht keine Lust zu reden. »Lass mich doch erst einmal verschnaufen«, würde es vielleicht sagen, wenn es das könnte. Das heißt aber nicht, dass dein System taub ist für die Regulationsressourcen oder dass sie »nichts bringen«. Mach weiter. Ich weiß, es fällt wahrscheinlich leichter, wenn du unmittelbares Feedback von deinem Körper erhältst und beim Reinspüren etwas wahrnimmst, das du dir ins Notizheft schreiben kannst. Nimmst du (noch) nichts wahr, ist das ebenso eine wertvolle Information und genauso hilfreich wie jede andere Rückmeldung, die dir dein System geben kann. Notiere auch dies und beschreibe gern deine Gedanken und Empfindungen, die in dir aufkommen. Bitte bleibe dran. Dieser Ansatz gehört nicht zu der Art »Bei dir klappt das, aber bei mir nicht!«. Das, was wir hier tun, verändert etwas in jedem Nervensystem. Es kann lediglich sein, dass dein System etwas länger braucht, um dir Rückmeldungen zu geben. Vielleicht muss es auch erst Vertrauen fassen. Gib ihm ein paar Wochen Zeit. Oder Monate. So lange, wie es eben braucht. Es hört dich.

Stell dir vor, wir beide kennen uns nicht und ich lade dich zum Frühstück ein. Sobald wir uns hingesetzt haben, sage ich zu dir: »Hi, schön, dass du da bist! Gut, dann lass uns gleich mal anfangen, ich bin hier, um dich zu verändern! Ich will dich reparieren, du funktionierst falsch!« Wahrscheinlich würdest du glauben, du hast dich verhört. Das wäre sicher nicht die beste Vorbereitung auf einen Kontakt. Dennoch beschreibt diese Szene die Haltung, die wir manchmal unseren Körperempfindungen gegenüber einnehmen: »Ich will dich ändern! Du bist unangenehm! Ich will dich besser machen! Das muss anders werden.« In diesem Moment spürt das Nervensystem die Gefahr und macht zu. Wir haben unseren Körper noch gar nicht wirklich kennengelernt und schon kommen wir mit dieser Absicht auf ihn zu. Dabei sind wir gerade erst beim Kennenlernen.

Unsere Haltung sollte offen, zugewandt und neugierig sein. Nähere dich gern mit dieser Einstellung deinem Körper und dem, was er dir zeigt, noch nicht zeigt und bald zeigen wird. Wir arbeiten hier an Dingen, die wir in vielen Fällen über Jahrzehnte »eingeübt« haben. Das Neue darf nun nach und nach entstehen. Sich zu öffnen, ist ein Akt, der uns verletzlich macht. Unser Nervensystem benötigt Zeit, um Vertrauen zu fassen und sich zu öffnen. Es braucht Zeit, um Dinge zu zeigen, die es so viele Jahre versteckt hat, weil es nicht sicher war, dies zu tun. Möglicherweise sind wir selbst einigen dieser Teile zuvor mit Ablehnung oder Scham begegnet. Wir dürfen mit der Haltung in Kontakt gehen: »Ich will wissen, was du zu erzählen hast. Ich bin hier, zeige dich. Ich nehme dich, wie du bist.«

BIN ICH »1 VENTRAL« ODER »1 DORSAL«? KANN ES SEIN, DASS DIE ZUSTÄNDE SICH ÄHNLICH ANFÜHLEN?

Der springende Punkt ist immer die Frage: Bin ich präsent? Wir können ventral und gelangweilt sein oder ventral und müde. Auch ventral und traurig. Ventral kann auch eine Erfahrung von Ruhe und Stille sein – das wäre der Anker im ventralen Zustand mit ein wenig dorsaler Aktivierung. Eine dorsale Dysregulation hat immer etwas mit Abschalten oder Runterfahren zu tun, selbst bei einer geringen Ausprägung. Wenn alles etwas abgedämpft ist oder ich dazu tendiere, dass mir Dinge eher egal sind, könnten das Hinweise auf eine leichte dorsale Dysregulation sein. Es ist ein Gefühl von Unverbundenheit, auch wenn es nur leicht wahrnehmbar ist. Ein weiterer Hinweis für dorsal kann sein, wenn wir zu einem Gefühl keine Meinung haben. Ich genieße die Ruhe nicht, ich ärgere mich auch nicht über die Langeweile – es ist mir einfach egal.

WARUM BIN ICH SO MÜDE UND WILL MICH EINFACH AUSRUHEN?

Das kann ein Zeichen dafür sein, dass du näher an die Regulation kommst. Viele von uns laufen seit Jahren vor dem Säbelzahntiger davon, weil sie in einem Zustand der Dysregulation gefangen sind. Wenn wir aufhören zu fliehen, weil unser System versteht, dass keine Gefahr besteht, spüren wir vielleicht erstmals nach Jahren des Rennens die Erschöpfung: Endlich bin ich sicher, endlich kann ich mich ausruhen. Es ist möglich, extrem müde und ausgelaugt zu sein und dennoch im ventralen Zustand zu verweilen.

EINE BESTIMMTE PERSON BRINGT MICH IN DIE DYSREGULATION BEZIEHUNGSWEISE VERSTÄRKT SIE. WAS NUN?

Wenn wir beginnen, ein Bewusstsein für unsere Zustände zu entwickeln, fallen uns manchmal Dinge auf, die uns zuvor nicht bewusst waren. Vielleicht stellst du nun, wo du öfter Kontakt mit dir und deinen Empfindungen aufnimmst, fest, dass eine Person in deinem Umfeld immer wieder grenzüberschreitend agiert oder unpassende Bemerkungen macht. Dein Körper hat wahrscheinlich schon lange auf ihr Verhalten reagiert, aber es kann sein, dass du die Reaktion zuvor nicht so bewusst gespürt hast. Wenn du nun merkst, dass dein Körper »Gefahr« meldet und dysreguliert, liegt er damit ja eigentlich richtig. Die Frage ist: Was möchtest du tun? Das ist natürlich sehr individuell, je nachdem, um wen es sich handelt. Eine wichtige Frage darf immer sein: Wie kann ich mich gut um mich selbst kümmern? Sollten deine Überlegungen dir zeigen, dass du weniger oder keinen Kontakt mehr mit der Person haben möchtest, und du gleichzeitig feststellst, dass du dich nicht traust, etwas daran zu ändern – zum Beispiel, weil es deinen Schwiegervater betrifft und du deinen Partner nicht vor den Kopf stoßen möchtest oder weil es deine Chefin ist und du um deinen Job fürchtest, wenn du etwas sagst –, dann hat die Erfahrung gezeigt, dass es leichter wird, aktiv zu gestalten, je mehr du regelmäßig dein Nervensystem regulierst.

Durch die regelmäßige Anwendung der Regulationsressourcen wirst du immer mehr Sicherheit in dein System einladen, was dich selbstsicherer macht. Schritte, die dir zuvor unmöglich schienen, lassen sich dann gehen. Das kann jeden Bereich deines Lebens betreffen, auch die Beziehungsgestaltung, die einer der wichtigsten Punkte ist. Schließlich ist unser ventraler Zustand der der sozialen Verbundenheit. Auch deine Grenzen werden sich verändern; du wirst sie deutlicher wahrnehmen und nach und nach wird es einfacher, entsprechend zu handeln. Es ist ein Weg, ein Prozess.

Was wir hier machen, scheint manchmal so banal und oft so klein zu sein. Aber es ist die Basis für Veränderung in jedem Lebensbereich. Eine gelingende Nervensystemregulation befähigt dich dazu, angemessen auf das zu reagieren, was in dir und um dich herum geschieht. »Ruhig zu bleiben« oder nicht zu reagieren, ist manchmal nicht angemessen. Unsere Integrität, unsere gesunden Grenzen und das Handeln entsprechend diesen Grenzen, das aufrechte Gehen durch das Leben, das Einstehen für uns selbst und das Verkörpern unserer Wahrheit – all das wohnt im Ventralen.

Das ist nicht möglich in der Dysregulation. Wir dürfen unserem Nervensystem Schritt für Schritt den Weg dorthin zeigen. Jeder Moment der Regulation hinterlässt neue neuronale Spuren.

WANN IST DER PERFEKTE ZEITPUNKT FÜR REGULATION?

Es geht nicht in erster Linie darum, bei hoher Aktivierung zu regulieren. Das ist nicht der Sinn der Sache. Wir müssen außerhalb der Phasen hoher Aktivierung ansetzen, wenn wir wirkliche, nachhaltige Veränderung ermöglichen wollen.

Sicherheit in uns drinnen und die bereits erwähnten »neuen grünen Dateien in der Bibliothek« erschaffen wir, wenn wir unzählige »Trockenübungen« vollführen: Unser Nervensystem braucht sie dringend, um zu verstehen, dass wir grundsätzlich sicher sind. Es weiß noch nicht, dass es sich nicht permanent für den nächsten Angriff oder die nächste Verletzung wappnen muss. Das gilt es, ihm zu zeigen. Aber nicht nur manchmal und nicht nur dann, wenn es schon so außer sich ist, dass es uns gar nicht mehr sehen oder hören kann. Sondern immer wieder. Durchgehend. Konsequent. In komplett beliebigen Situationen. Mal morgens, mal mittags, mal abends, mal mitten in der Nacht sollten wir wach sein. Zu verschiedenen Zeiten, an verschiedenen Orten. Dort, wo wir nun einmal gerade sind. Im Alltag. Über Tage, Wochen und Monate.

Mit etwas Übung kann es vielleicht nur noch eine Minute oder zwei dauern, in der du das »Voo« tönst, die 4-7-8-Atmung anwendest oder dir selbst den »Rücken stärkst«, um dein System zu unterstützen. Zukünftig wird dein System vielleicht sogar so bereitwillig auf deine Impulse reagieren, dass der Gedanke an eine Ressource reicht, um einen physiologischen Seufzer auszulösen. Das geht!

DAS NERVENSYSTEM IM ALLTAG UNTERSTÜTZEN

Wie kann ein Alltag, in dem du dich gut um deine Regulation und damit auch um dich selbst kümmerst, aussehen? Wie kannst du dich, mit dem Wissen, das du nun hast, und den Fähigkeiten, die du dir nach und nach aneignest, auf sichere Weise auf deine Ziele zubewegen? Wir streben nachhaltig sinnvolle und gewinnbringende Bewegungen in die richtige Richtung an, die dein System auch annehmen kann – in jedem Lebensbereich. Mit diesem Thema werden wir uns nun in diesem letzten Teil des Buches befassen. Und auch damit, welche Faktoren einen »nervensystemfreundlichen« und gesundheitsfördernden Lifestyle ausmachen und was für Wege es gibt, Elemente davon auch in deinem Alltag zu integrieren.

AUF WIEDERKEHRENDE TRIGGER VORBEREITEN

Wir alle haben Dinge in unserem Leben – bestimmte Situationen, Verantwortlichkeiten, To-dos oder Menschen –, die uns aktivieren und mehr oder weniger stark dysregulieren. Auch unseren Kindern und Partnern oder Partnerinnen ergeht es ähnlich. Es können Arzttermine sein, die Buchhaltung, Kindergarten oder Schule, für manche ist es das Autofahren oder die übervolle U-Bahn, fordernde Kolleginnen, mühsame Verwandte und so weiter. Viele von uns leben einen Alltag, in dem wir nicht bei uns selbst einchecken und kein Bewusstsein dafür entwickeln, dass wir zum Beispiel mehrere Tage pro Woche oder womöglich sogar von Montag bis Freitag einen herausfordernden Termin nach dem anderen haben. So rutschen wir im Laufe des Tages immer weiter auf der Leiter hinunter: Ein Tag, bei dem wir morgens beispielsweise bei »1 sympathisch« (also relativ weit oben auf der Leiter – noch nicht in Regulation, aber auch nicht weit davon entfernt) gestartet sind, könnte tief im Sympathikus oder sogar komplett dorsal enden. Von »Ich muss schnell sein, es ist recht knapp heute« beim Frühstück gelangen wir zu »Es ist alles sinnlos und wird nie besser werden« beim Zubettgehen. Und ja, es ist wirklich viel. Das bilden wir uns nicht ein. Allein Teil einer Leistungsgesellschaft zu sein, fordert uns enorm. Noch mehr Kraft kostet es, wenn wir zusätzlich Kinder großziehen, uns um Angehörige kümmern, eine gelingende Beziehung führen oder ein eigenes Business aufbauen. Ganz zu schweigen davon, wie mutig und kräftezehrend es ist, sich seinen inneren Dämonen zu stellen und ein bewusstes Leben zu führen. Wir leben in einer Gesellschaft, die Dysregulation fördert. Das ist eine Tatsache. Und es ist wichtig, das anzuerkennen. Die zentrale Frage lautet: Wie kann ich inmitten des »Zuviel« gut für mich selbst sorgen? Es geht nicht darum, jede Baustelle sofort beheben zu müssen. Vielmehr stellen wir uns die Frage, wie wir mit Dingen, die wir momentan nicht ändern können oder nicht ändern wollen, leichter umgehen können.

Nehmen wir an, du musst jeden Morgen wochentags um acht Uhr an deinem Arbeitsplatz sein. Das ist für dich zwar stressig, aber du magst deinen Job und möchtest daran nichts ändern. Solche vorhersehbaren Herausforderungen gehören zu unserem Alltag. Sie haben das Potenzial, uns zu dysregulieren und können dazu beitragen, dass wir im Verlauf des Tages immer weiter auf der autonomen Leiter hinunterwandern. Doch genau hier liegt die Chance: Mit den richtigen Ressourcen und Strategien kannst du diesen Herausforderungen mit mehr Leichtigkeit begegnen und besser für dich sorgen. Mit ebendiesen *vorhersehbaren* Triggern können wir arbeiten und unsere Erfahrung aktiv beeinflussen, indem wir absichtlich und bewusst vor dem »Triggerevent« und danach unser Nervensystem regulieren. Idealerweise mit einem Check-in davor und einem im

Anschluss. Wenn du das tust, bleibst du weiter oben auf der Leiter, und zwar den ganzen Tag. Weil du dich selbst immer wieder heraufholst. So geht es den ganzen Tag über hinunter und wieder hinauf, hinunter und wieder hinauf.

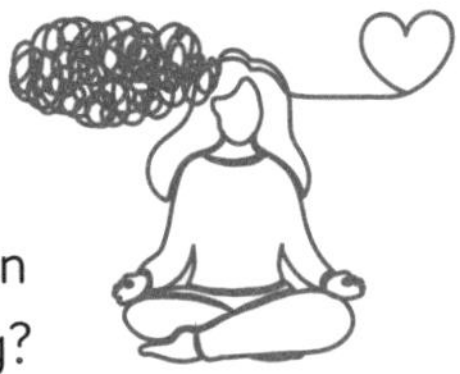

REFLEXION

Welche vorhersehbaren, dysregulierenden Situationen erlebst du in deinem Alltag? Welche Begebenheiten, To-dos, Termine oder Personen fordern deine Regulation heraus oder katapultieren dich in die Dysregulation? Auf diese Dinge kannst du dich vorbereiten. Nimm deinen Kalender zur Hand und sieh nach, ob du etwas in dieser Hinsicht findest. Um sie ausfindig zu machen, kannst du zum Beispiel an die folgenden Bereiche denken:

» **Erfahrungen mit anderen Menschen:** Diskussionen, Besuche bei der Verwandtschaft, Partys, Dating oder neue Menschen kennenlernen, Meetings, Gespräche mit Ärzten oder im Wartezimmer sitzen, Small Talk, Telefonate mit Ämtern.

» **Erfahrungen und Zeit allein:** über die Zukunft oder Vergangenheit nachdenken, verregnete Tage ohne Pläne, ziellos durch Instagram oder andere soziale Medien scrollen.

» **Arbeit und Job:** Gespräch mit dem Chef, lange Arbeitszeiten oder Überstunden, Unzufriedenheit mit dem Job, zu viele Aufgaben oder Überforderung, schwierige Kollegen oder fehlender Anschluss, lange Pendelzeiten.

- » **Bestimmung beziehungsweise Berufung:** Sich auf Social Media sichtbar machen, einen Gewerbeschein beantragen, Menschen ansprechen oder sich präsentieren, mit Ablehnung umgehen, Kurse oder Projekte mit hohen Erwartungen starten, unrealistische oder überambitionierte Ziele.
- » **Finanzen:** den Kontostand im Onlinebanking überprüfen, regelmäßige Rechnungen wie Miete bezahlen, Schulden, Banktermine, Gespräche mit dem Steuerberater, Verteilung von Haushaltseinkommen in der Familie.
- » **Familie und Partnerschaft:** Besuche von Verwandten, für die Familie kochen oder andere Verpflichtungen übernehmen, schlaflose Nächte (zum Beispiel mit Kindern), Urlaubsplanung und Urlaub selbst, Herausforderungen mit Schwiegereltern, Grenzen setzen und einhalten, Sexualität, Intimität, Nähe oder Konflikte mit dem Partner.
- » **Gesundheit:** Arzttermine wahrnehmen, Gedanken über das Älterwerden, Symptome googeln und sich sorgen, auf Testergebnisse warten, medizinische Untersuchungen und deren Vorbereitung, Krankheitsphasen durchleben, zum Beispiel Kopfschmerzen.

Frage dich anschließend, nachdem du dir so wiederkehrende »Triggertermine« bewusst gemacht hast, im Sinne einer guten Regulation: Was bringt mich in welchen Dysregulationszustand? Hast du dir das bewusst gemacht, kannst du dich vor und nach dem Ereignis auf eine Weise regulieren, die zu deinem jeweiligen Zustand passt. Regulation – Aktivierung – Regulation: Wir »pendeln« wieder hin und her.

Von der Sicherheit in die Aktivierung und wieder zurück in die Sicherheit.

Einladung zum »Spiel«: Wenn du möchtest, probiere einmal aus, wie es sich anfühlt und welche Auswirkungen es hat, wenn du in deinem Kalender vor und nach einem aktivierenden Termin »Regulieren!« als zusätzlichen »Termin« einträgst. Nimm dir diese Zeit bewusst und setze die Regulation auch wirklich um. Beobachte anschließend: Bist du abends weiter oben auf der autonomen Leiter als sonst? Wie hat sich dein Tag dadurch verändert?

Eine Kursteilnehmerin berichtete mir, dass sie mit ihren Kindern eine neue Morgenroutine eingeführt hat. Gemeinsam wenden sie direkt nach dem Aufstehen eine Regulationsressource an. Durch diese kleine Anpassung und ein stärkeres Bewusstsein für ihre Bedürfnisse konnten sie den oft stressigen Start in den Tag deutlich »ventraler« gestalten.

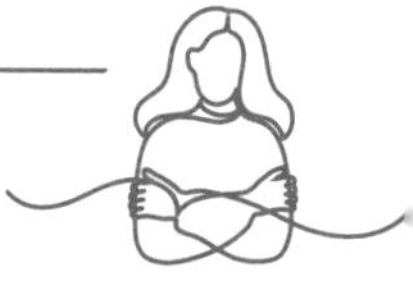

REGULATIONSRESSOURCE: SCHMETTERLING

Den Schmetterling kannst du in jedem Zustand anwenden und so lange ausführen, wie es angenehm für dich ist. Diese Übung stimuliert das System bilateral, also beidseitig. Eine andere Aktivität, auf die diese Eigenschaft auch zutrifft, ist das Gehen – einfach und zugleich effektiv.

So wird's gemacht:

1. Lege deine Hände verschränkt auf deine Brust: die rechte Hand links, die linke Hand rechts. Die Daumen sind eingehakt und bilden die Mitte des Schmetterlings.

2. Beginne nun abwechselnd in einem angenehmen Tempo die Hände zu heben und dann wieder auf die Brust zu senken – und auf diese Weise zu »klopfen«. Einmal klopft die linke Hand, einmal die rechte.
3. Fokussiere dich darauf, wie es sich anfühlt und wie es klingt.
4. Wende diese Übung an, solange du möchtest.

Gib dir nach der Regulation einen Moment Zeit, um nachzuspüren.
Als Alternative kannst du auch deine Arme heben und deine linke Hand auf deinen rechten Oberarm und deine rechte Hand auf deinen linken Oberarm legen und so tappen (bilateraler Tap).

VORWÄRTSGEHEN: SICHERE BEWEGUNG EINLADEN

Nervensystemregulation ist ein ständiges Hin und Her zwischen Expansion und Kontraktion, Ausdehnen und Zusammenziehen. Die Fülle, die du dir wünschst – egal ob emotional oder beispielsweise auch finanziell –, geht mit deiner Fähigkeit einher, sie zu empfangen. Das ist nicht esoterisch oder pseudospirituell, sondern hängt mit der Regulation zusammen und damit, ob dein Nervensystem deine Pläne und Vorhaben als sicher erachtet oder eben nicht. Bleibt es offen, wenn du an deine Wünsche und Ziele denkst, oder erfolgt eine Kontraktion?
Um das, was wir uns wünschen, in unser Leben zu »ziehen«, dürfen wir konsequent Schritte in die richtige Richtung gehen. Uns selbst unter Druck zu setzen, schadet jedoch mehr, als es nützt. Es geht darum, mit dem Nervensystem zu arbeiten und bewusst tolerierbare Schritte zu gehen, die unser System halten kann. Gleichzeitig bauen wir Kapazitäten auf, auch das zu halten, was aktuell

noch nicht als sicher empfunden wird. Vielleicht weißt du schon, wo du anfangen darfst und welche ersten Schritte in Richtung deines Ziels möglich sind. Aber allein bei dem Gedanken daran, das dafür Nötige zu tun, kommst du in die Dysregulation. Das ergibt einen Sinn. Denn irgendwann einmal war es richtig und im Wortsinn »not-wendig«, diesen Schritt nicht zu gehen. Oder ihn nicht wieder zu gehen. Dein Nervensystem hat, wie du weißt, kein Zeitgefühl. Es weiß nicht, dass du erwachsen bist und dein rationaler, erwachsener, integrierter und regulierter Anteil genau einschätzen kann, was für dich im Hier und Heute sicher und gut ist. Umarme diese Unsicherheit, wenn du kannst. Nach und nach baust du mit den Check-ins mehr Kapazität auf, mehr innere Sicherheit. Und du leerst die Traumatasse Tropfen für Tropfen aus. Mit der Zeit wirst du kleine und große Schritte gehen können.

Die folgenden Fragen zur Reflexion können dich dabei unterstützen, in Bewegung zu kommen, dich selbst besser zu verstehen und einen »minikleinen« tolerierbaren Schritt zu finden. Immer wieder. Egal in welchem Bereich du aktuell das Gefühl hast, festzustecken.

1. **Identifiziere die Herausforderung:** Stell zunächst fest, was dich aktuell herausfordert oder in welchen Bereichen du dich gefangen fühlst. Wo kommst du nicht weiter oder hast das Gefühl, blockiert zu sein?
2. **Erkenne deinen Zustand:** Frage dich, in welchen Zustand dich der Gedanke an diese Sache bringt.
3. **Erforsche deinen möglichen Zustand:** Überlege als Nächstes, wie du dich fühlen würdest, wenn du den Versuch unternimmst, aktiv zu werden. Würde sich dein innerer Zustand dadurch verändern? Es ist gut möglich, dass deine Reaktion darauf anders ausfällt, als wenn du lediglich über das Thema nachdenkst.

4. **Ermittle deine Bedürfnisse:** Was wäre nötig, um dich fortzubewegen? Welche Voraussetzungen müssen erfüllt sein?
   Wenn du dich beispielsweise selbstständig machen möchtest, würde dies bedeuten, dass du dich mit deiner Idee nach außen präsentieren müsstest. Es würde erfordern, Raum einzunehmen und dich damit wohlzufühlen, gesehen zu werden. Gleichzeitig müsstest du in der Lage sein, bei dir selbst zu bleiben, auch wenn es Gegenstimmen gibt. Indem du auf diese Weise mit deinen inneren Prozessen arbeitest, könntest du wertvolle neue Erkenntnisse gewinnen – ein Thema, das der nächste Punkt genauer beleuchtet.
5. **Untersuche deine Erfahrungen:** Welche Erfahrungen hast du bisher mit den Dingen gemacht, die notwendig sind, um aktiv zu werden? Was hat dein System aus diesen Erfahrungen gelernt und gespeichert: Sind sie als sicher oder als gefährlich eingeordnet worden? Welche Farben tragen die Daten in dieser »Abteilung« deiner inneren Bibliothek?
   Zu unserem Beispiel: War es in der Vergangenheit für dich sicher und gut, dich zu zeigen und deine eigene Meinung zu äußern? Wurdest du ermutigt, hattest du Raum dafür? Wie haben die Menschen in deinem Umfeld darauf reagiert? Wenn dein System abgespeichert hat, dass genau jene Handlungen, die heute erforderlich wären, um dich vorwärts und näher an deine Wünsche und Ziele zu bringen, damals unsicher oder bedrohlich waren, ist es völlig verständlich, dass deine innere »Spezialeinheit« auf Alarm schaltet und blockiert.
   Unser System handelt immer in Liebe und zu unserem Schutz. Es möchte uns sicher halten und erkennt nicht, dass uns etwas Wesentliches fehlt, wenn wir diesen Schritt nicht wagen. Aber wir wissen, dass wir unserem System zeigen können, dass es sicher ist, und wir können es nach und nach davon überzeugen.

6. **Finde einen kleinen, tolerierbaren Schritt:** Dieser Schritt der Selbstbefragung führt dich aus der Vergangenheit zurück ins Hier und Jetzt, damit du mit dem arbeiten kannst, was dir im Moment zur Verfügung steht. Frage dich: Was wäre ein winziger, minimaler, tolerierbarer Schritt, den du gehen und abschließen kannst? Es geht dabei um Schritte, die tatsächlich kleiner sind, als man vielleicht zunächst annehmen würde – und sie sind nicht immer angenehm.
   Wenn wir das Beispiel der Selbstständigkeit betrachten, könnte ein solcher »klitzekleiner tolerierbarer Schritt« darin bestehen, sich bei einem Anbieter einer kostenlosen Baukastenhomepage anzumelden – ohne direkt etwas zu veröffentlichen. Vielleicht wäre die bloße Registrierung etwas, das du abschließen könntest. Oder du könntest recherchieren, welche Podcasts es zum Thema Selbstständigkeit gibt. Vielleicht schaffst du es, dir einen davon anzuhören – vielleicht wäre selbst das schon zu viel. Diese Schritte sind so klein wie möglich, und deshalb machbar.
   Vielleicht fragst du dich: Was bringt es, solche winzigen Schritte zu machen, und wie trägt das zur Zielerreichung bei? Die Antwort ist einfach: Ganz gleich, wie klein ein Schritt ist, du hast ihn getan. Du hast dich bewegt. Und zwar in die Richtung, die du einschlagen möchtest, um deinem Ziel näher zu kommen. Diese Bewegung, auch wenn sie kaum sichtbar ist, ist nicht bedeutungslos. Das Vorgehen ist individuell und persönlich, deshalb kannst nur du selbst entscheiden, wie deine ersten Schritte aussehen sollen. Merke dir dabei: Die Schritte sind wahrscheinlich kleiner, als du denkst, und das Gehen dieser Schritte wird sich nicht immer gut anfühlen.
   Ein anderes Beispiel: Wenn du mit gesundheitsbezogenen Ängsten kämpfst, könnte ein minimaler, tolerierbarer Schritt sein, einfach die Website des Arztes zu öffnen, bei dem du ei-

nen Termin vereinbaren möchtest. Vielleicht suchst du nach der Telefonnummer – ohne direkt anzurufen. Außenstehende könnten das als trivial oder sogar als sinnlos betrachten. Doch für jemanden mit diesen Ängsten kann bereits dieser Schritt enorm bedeutend sein.
Indem du diese kleinen Schritte machst, bewegst du dich in Richtung deiner Ziele, während du gleichzeitig deinem Nervensystem die Chance gibst, sich langsam an diese Herausforderungen zu gewöhnen.

7. **Unterstütze dich selbst:** Überlege dir, wie du dich bei diesem Schritt selbst unterstützen kannst. Was kannst du tun, damit er dir leichterfällt? Vielleicht hilft es dir, wenn jemand an deiner Seite ist, der deine Regulation unterstützt und dir Sicherheit gibt. Auch grundlegende Dinge können einen Unterschied machen: Sind deine körperlichen Bedürfnisse erfüllt? Wenn du dafür sorgst, dass du gut versorgt bist – sei es mit ausreichend Schlaf, Nahrung oder Flüssigkeit – fühlst du dich möglicherweise gestärkter und stabiler, um den Schritt zu wagen.
Zusätzlich könntest du überlegen, zu welcher Tageszeit du dich am besten fühlst. Gibt es einen Moment am Tag, in dem du dich energiegeladener, fokussierter oder ausgeglichener fühlst? Dann wäre das eine passende Gelegenheit, um dich sanft in Bewegung zu setzen. Es geht darum, den Schritt so zu gestalten, dass er deinem Wohlbefinden entgegenkommt und dir den Einstieg erleichtert.
8. **Reguliere vor und nach dem Schritt:** Schaffe für dein System einen Rahmen aus neuen, sicheren Erfahrungen. Auch wenn dieser kleine Schritt für dein System herausfordernd sein mag, kannst du es bewusst unterstützen, indem du ihm signalisierst: »Wir sind sicher.« Nutze dafür eine Regulationsressource, die dir hilft, deinem Nervensystem zu zeigen, dass alles in Ordnung ist.

Sende deinem System dabei eine klare Botschaft: »Ich bin sicher. Wir sind hier. Es ist gut. Schaue mal, alles ist in Ordnung.«

9. **Feiere deinen Erfolg:** Belohne dich für den Schritt, den du gegangen bist: Nimm dir bewusst Zeit, dir selbst Anerkennung zu schenken. Gönne dir etwas, das dir Freude bereitet – ob klein oder groß –, und lass die Belohnungssysteme in deinem Gehirn aktiv werden. Dieser bewusste Akt stärkt deine Motivation und unterstützt dich zusätzlich auf deinem Weg. Es kann sein, dass innere kritische Stimmen laut werden und versuchen, deine Leistung kleinzureden. Sie könnten flüstern oder sogar schreien: »Das war doch nichts Besonderes, nur eine winzige Kleinigkeit, die kaum der Rede wert ist.« Diese Stimmen sind oft alte Schutzmechanismen, die sich melden, wenn Neues unsicher erscheint. Erinnere dich daran, dass sie nur ein Teil von dir sind – ein Teil, der vorsichtig ist und dich behüten möchte. Nutze diese Momente, um deinem System zu vermitteln: »Diese kleinen Schritte sind gut und wichtig für mich. Ich bin auf einem sicheren Weg. Ich passe auf mich auf.« Bette deine Erfolge in sichere Erfahrungen ein und sei stolz auf dich, wenn du weitermachst. Mit jeder kleinen Bewegung nach vorn stärkst du deine Zuversicht und Sicherheit.

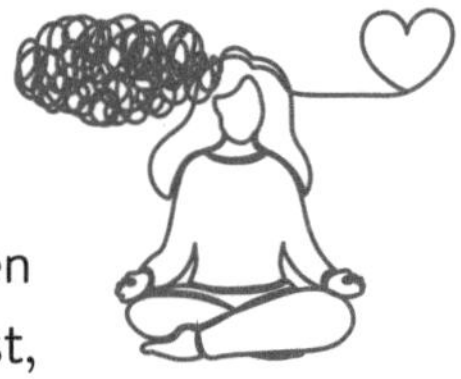

REFLEXION

Führe ein Journal über die Bereiche, in denen du nicht weiterkommst. Befrage dich selbst, was nötig wäre, was dein System bisher dazu gelernt hat und wie es jetzt Sicherheit erfahren kann, während du »mini-mini-kleine«, tolerierbare Schritte machst. Lass anschließend gezielte Aktionen aus deinem neuen Bewusstsein entstehen. Stell dir vor, jemand hatte einen Unfall, kann deshalb nicht mehr gehen und lernt, seine große Zehe wieder zu bewegen. Das wäre ein riesiger Fortschritt – niemand würde das gering schätzen! Stattdessen würde man jubeln, es vielleicht sogar als Wunder feiern, und die Freude wäre überwältigend. Genauso bedeutend sind unsere »kleinen Schritte«. Das dürfen wir uns bewusst machen. Eine Dysregulation des Nervensystems ist keinesfalls »nichts«!

DIE VIER BEREICHE DER REGULATION

Mittlerweile hast du dir viel Wissen über das Nervensystem im Allgemeinen und auch über *dein* Nervensystem im Speziellen angeeignet. Unser Fokus über weite Strecken des Buches gilt der **emotionalen** Selbstregulation: Es geht um Gefühle, Sicherheit, Trigger, Integration und das Arbeiten mit unserem Körper, um all diese Aspekte miteinander zu verbinden.

Für dein Weitergehen und Weiterforschen möchte ich dir einen Überblick über drei weitere Regulationsbereiche geben: die körperliche, mentale und soziale Regulation.[38] Sobald dir diese bewusst sind, kannst du überprüfen, wo du bereits zufrieden bist und wo du aktuell Veränderungsbedarf siehst. Auf diese Weise können wohltuende, durchdachte Handlungen deinem neuen Bewusstsein folgen. So unterstützt du über die Self-Check-ins hinaus deine Regulation im Alltag.

Das Ziel ist natürlich nicht, dich zu stressen, weil du bemerkst, wie viel davon dir fremd oder neu erscheint, oder weil du davon bisher wenig beachtet hast. Auch soll das Ganze dich nicht überwältigen, weil es so viel ist, dass du gar nicht weißt, wo du anfangen sollst. Es sind lediglich Informationen. Ich lade dich ein, in Ruhe zu erkunden, was sich für dich stimmig anfühlt und wovon du mehr in deinem Leben möchtest. Gleichzeitig kannst du kritisch betrach-

ten, was für dich momentan nicht passt oder dich vielleicht überfordert. Wenn dabei ein unangenehmes Gefühl auftaucht, weißt du inzwischen, dass das nicht zwingend bedeutet, dass etwas schlecht für dich ist. Es könnte auch einfach ein Hinweis darauf sein, dass es ungewohnt ist. Unser Gehirn neigt dazu, Ungewohntes zunächst abzulehnen, weil es als potenzielle Anstrengung empfunden wird – auch wenn es eigentlich gut für uns sein könnte. Sei achtsam und triff deine Entscheidungen dann, wenn du gut reguliert bist und klar denken kannst. Reguliere zuerst, bevor du neue Verknüpfungen im Gehirn aufbaust, damit du dich und dein Vorankommen nicht unbewusst sabotierst.
Du weißt bereits, wie du damit umgehen kannst, sollte die Dysregulation anklopfen: Wenn du möchtest, lege eine Hand auf den Bereich, wo du die unangenehme Emotion am stärksten spürst. Nimm wahr, was da ist. Wende dich dem Gefühl zu, lass den aktiven Teil wissen, dass du sicher bist und dass es keinen Grund zur Eile gibt. Wenn du willst und spürst, dass es für dein System unterstützend ist, wähle dann eine Regulationsressource, die zu deinem Zustand passt.
Auf **körperlicher** Ebene können wir unsere Regulation unterstützen, indem wir auf unseren Schlaf achten, auf eine gesunde Ernährung, ausreichend Bewegung und unsere Gewohnheiten. Besonders förderlich für guten Schlaf ist eine kühle Zimmertemperatur. Idealerweise schlafen wir jede Nacht zwischen sieben und neun Stunden und halten dabei regelmäßige Schlafenszeiten ein – auch an den Wochenenden. Unsere Ernährung sollte, wie es wohl in jeder Gesundheitszeitschrift steht, ausgewogen und abwechslungsreich sein. Alles, was so stark verarbeitet ist, dass wir es zu Hause nicht selbst zubereiten könnten, ist vermutlich nicht ideal für unseren Körper. Fertigprodukte möglichst vermeiden. Stattdessen: viel Obst und Gemüse, viel Selbstgekochtes, vollwertige Lebensmittel.

Protein spielt eine wichtige Rolle, ebenso wie ausreichend Flüssigkeit – am besten Wasser. Vorsicht bei Koffein, besonders wenn dein Sympathikus ohnehin schon aktiv ist. Fasten ist bei einem dysregulierten Nervensystem meist keine gute Idee. Ein weiterer wichtiger Punkt ist Bewegung, die sich auf vielfältige Weise in den Alltag integrieren lässt. Tanze zwischendurch, mach regelmäßige Spaziergänge, hebe schwere Gegenstände. Besonders Frauen im Alter von 35 bis 45 und darüber hinaus sollten auf ihre Muskelmasse achten, um sich auf die Menopause vorzubereiten. Vielen Frauen ist nicht bewusst, dass sie durch die Menopause bis zu 25 Prozent ihrer Knochendichte verlieren und dass man selbst vorbeugen kann.[39]
Ein anderer Aspekt betrifft unsere Gewohnheiten. Auch die Self-Check-ins zählen dazu. Eine hilfreiche Methode, neue Gewohnheiten zu etablieren, sind Belohnungen. Wenn du dich an etwas hältst, das du dir vorgenommen hast, belohne dich. Nimm dir einen Moment, um nicht nur auf die Handlung, sondern auch auf dich selbst zu schauen. Bei den Check-ins zum Beispiel: Halte inne, blicke auf dich und sage dir: Wow, ich habe das geschafft!
Die **mentale** Selbstregulation können wir durch Vorhersehbarkeit, Planung, Fokus und Disziplin unterstützen. Unser Nervensystem liebt Vorhersehbarkeit und Struktur. Falls du noch keinen Kalender nutzt, lege dir einen zu. Ich sage oft: Mein Kalender ist mein Gehirn. Er hilft mir, Dinge nicht im Kopf behalten zu müssen und erleichtert meinen Alltag. Was nicht im Kalender steht, passiert nicht. Handgeschriebene Kalender haben den zusätzlichen Vorteil, dass das Schreiben als motorischer Prozess dabei hilft, Abstand zur Sache zu gewinnen. Ein Kalender unterstützt außerdem die Planung, die wiederum unsere Regulation stärkt. Planung, Fokus und Disziplin lassen sich leicht kombinieren, indem wir uns täglich auf drei nicht verhandelbare Aufgaben konzentrieren. Diese können sowohl groß als auch klein sein. Beispielsweise: Jeden Morgen das

Bett machen, ein großes Glas lauwarmes Wasser mit Zitrone trinken und etwas Bewegung oder drei Self-Check-ins einplanen. Solche kleinen Vereinbarungen mit dir selbst schaffen Sicherheit und Vorhersehbarkeit, was dein Nervensystem beruhigt. Wenn das auf größerer Ebene schwerfällt, beginne im Kleinen – auch das hat einen positiven Effekt. Behalte dabei immer deine Richtung im Blick: Wo möchtest du hin? Was möchtest du in deinem Leben verstärken, und wovon möchtest du dich lösen? Pausen, Umwege und Neuorientierungen sind erlaubt, aber eine klare Idee deiner Ziele unterstützt dein Wohlbefinden und gibt dir Orientierung.

Dann gibt es da noch die **soziale** Regulation. Viele Menschen denken, Resilienz – unsere Fähigkeit, mit Herausforderungen umzugehen – sei allein ein innerer Prozess. Tatsächlich spielt auch der Zugang zu sozialen Ressourcen eine entscheidende Rolle. Unterstützende Beziehungen erleichtern es uns, Stress zu bewältigen. Als zutiefst soziale Wesen ist es wichtig, sich bewusst zu machen, welche sozialen Ressourcen in deinem Leben vorhanden sind. Frage dich: Welche Menschen tun mir gut? Gibt es jemanden, an den ich mich anlehnen kann? (Kinder zählen hier nicht, da sie auf unsere Unterstützung angewiesen sind.) Falls du feststellst, dass dein soziales Netz Lücken hat, überlege, wie du es stärken kannst. Wie kannst du neue Verbindungen knüpfen? Welche Schritte kannst du jetzt unternehmen und welche dürfen langfristig in dein Leben kommen?

Ein klares Bewusstsein über deinen aktuellen Stand hilft dir, deine Ausrichtung für die Zukunft zu gestalten. Stell dir vor, du umgibst dich mit Menschen, die ebenfalls ein bewusstes, reflektiertes Leben führen möchten – die bereit sind, dazuzulernen und mit Wertschätzung sowie Liebe mit sich und anderen umzugehen.

Was heute noch fehlt, kannst du bewusst einladen. Öffne dich für neue Begegnungen und nährende Verbindungen. Wer weiß, was in diesem Umfeld alles wachsen und erblühen wird?

NACHWORT: DU BIST DIE HELDIN, AUF DIE DU GEWARTET HAST

Wir leben in einer Welt, die Geschwindigkeit liebt und uns suggeriert, dass es immer noch mehr zu tun und noch mehr zu sein gibt. Zugleich sollen wir reparieren, was »kaputt« ist. Dabei haben wir gesehen, dass mehr Druck definitiv nicht das ist, was unser Nervensystem braucht. Ich hoffe sehr, dass du nun weißt und fühlen kannst, dass gar nichts an dir kaputt ist. Und dass deine Gefühle, deine Gedanken, deine Körperempfindungen, wie intensiv sie auch sein mögen, und ebenso deine Verhaltensweisen – selbst die destruktiven – absolut einen Sinn ergeben. Immer.
Dein Zustand ist die Basis für die Wahrnehmung deiner Realität. Dein Körper und dein Nervensystem antworten angesichts deiner Lebensumstände und Erfahrungen genau, wie sie sollten. Wir können diese Antworten beeinflussen und unserem System dabei helfen zu spüren, was es zu spüren gibt. Dadurch können wir präsenter sein, aktiv gestalten, für uns selbst losgehen und das Leben sowie die Beziehungen führen, die wir uns wünschen. Wenn du merkst, dass du Emotionen in dir trägst, die zu groß sind, um gefühlt zu werden, ohne dich zu überrollen, dann erinnere dich daran, dass du nun weißt, wie du mit der Zeit die Kapazitäten auch dafür aufbauen kannst. Ohne die Überwältigung. Manchmal ist es gar nicht so einfach, der eigenen Dysregulation auf die Schliche zu kommen und sich im besten Sinne selbst zu »erwischen«. Nutze die autonome Leiter, sie kann dir dabei helfen. Allein die Erkenntnis »Oh, ich bin ja dysreguliert« kann dich näher ans Ventrale bringen. Mach die Praxis. Reguliere. Investiere die paar Minuten. Dauerhaft. Die Theorie und die Praxis brauchen einander. Bleibe bei dir. Besinne dich immer wieder auf dich und den Punkt, an dem du stehst. Deinen Weg kannst nur du gehen. Der Körper ist weise.

Er weiß, was zu tun ist. Bringen wir das Animalische in uns und das Denkende zusammen, gibt uns das die Möglichkeit, uns als Menschen »ganzer« zu fühlen, vollständiger. Wir erwecken den »lebendigen, wissenden Körper«[40], wie Peter Levine es nennt. Dein Geist, dein Gehirn, dein Nervensystem – sie alle sind formbar und veränderlich. Der Schlüssel zu Veränderung, Integration und letztlich auch »Heilung« ist ein Weg, auf dem du dich behutsam »ausdehnst« und über dich hinauswächst, ohne dich noch mehr zu stressen. Erlaube dann deinem Körper, mit der Energie und den Kräften zu »arbeiten«, die da sind: immer ein bisschen mehr spüren, bis du dann mehr auf einmal spüren kannst. Fahre in dieser Weise fort mit einfachen Routinen und Angewohnheiten, die dir guttun und das fördern, wovon du mehr einladen möchtest: Sicherheit in der Präsenz, im Spüren, in der Lebendigkeit. Ich denke an die Worte meiner Klientin Ina, die du kennengelernt hast: »Eine meiner größten Erkenntnisse ist, dass es einen ›schnellen Weg‹ nicht gibt und dass wir langsam machen dürfen, um wirklich vorwärtszukommen.« Nicht das Mitlaufen ist der mutige Akt, sondern langsam vorzugehen. So langsam, dass du ins Innere lauschen und dir selbst wirklich begegnen kannst. Dort, wo du gerade bist. Anstatt über deine Grenzen zu gehen, lernst du sie wahrhaftig kennen, spürst und vertrittst sie – vielleicht erstmals in deinem Leben. Und vielleicht liegen die Antworten, die wir so gern im Außen suchen, ja in uns: in der Rückverbindung, im Nachhausekommen zu uns selbst.

Der Weg hinaus ist der Weg hinein. Gib dir Zeit und nimm sie dir auch, ganz bewusst. Wir integrieren nicht durch Loslassen und Wegschieben, sondern durch Raumschaffen und Daseinlassen. Durchs Spüren, Fühlen, Wahrnehmen. Das geht nicht von heute auf morgen, auch wenn diese Illusion durch so manch angeblichen »Superhack« immer wieder in unser Bewusstsein gespült wird.

Natürlich können wir vieles ausprobieren, was es an Möglichkeiten gibt: Eiswasserbäder, Rotlichttherapien, das Umarmen von Bäumen und vieles mehr. Aber wenn wir nicht präsent sein können mit dem, was in uns ist, und dem, wie das Leben durch uns erfahren werden möchte, welchen Sinn hat es dann? Kannst du deinen Atem wirklich spüren? Fühlen, wie du ihn aufnimmst, er dich erfüllt, erweitert und wieder weicht, um Platz für Neues zu machen? Spürst du dein Herz in deiner Brust, wie es für dich schlägt, jedes einzelne Mal? Die Wärme von Liebe? Eine Liebe, die so pur, intensiv und alles einnehmend ist, dass deine Brust beinahe schmerzt, weil sie so voll davon ist? Gänsehaut auf deinem Körper, den Armen, im Genick, weil eine sinnliche Berührung so aufregend ist und alles in dir sagt, dass es mehr will? Und spürst du den festen Griff der Angst, die Enge, die sie begleitet, die heiße Kraft der Wut oder die Leere der Trauer in dir? Wenn wir fühlen, bewegen wir Energie. Bewegen wir Energie, bewegen wir uns. Und dann bewegt sich alles in unserem Leben. Hier wohnt wahre Verbindung: im Jetzt, in diesem Moment und im Sein mit dem, was ist. Wir sind zum Spüren da. Mit dem, was wir in diesem Leben haben: Körper, Geist und Seele.

Wir regulieren nicht nur, um Ruhe zu empfinden. Es geht um Lebendigkeit in all ihren Facetten. Und auch darum, unsere Authentizität zu entdecken, unsere gesunde Aggression und unsere Grenzen. Wir entdecken, wie wir gemeint sind und wer wir waren, bevor der Überlebensmodus unseres Systems uns nahegelegt hat, wer wir zu sein haben. Wir verstecken uns nicht mehr und laufen nicht mehr davon. Wir stehen für uns ein. Wir erkennen, dass es nicht an uns ist, Dinge zu reparieren, die wir nicht beschädigt haben. Wir müssen uns nicht erklären, wenn wir nicht wollen, und jeden glücklich machen. Wir wissen, dass wir uns in die innere Sicherheit bringen, wenn wir andere nicht mehr von unserem Wert überzeugen müssen, nicht länger hart an toxischen Beziehungen arbeiten und stattdessen Raum für beidseitig nährende schaffen. Wir fokussieren uns nicht mehr auf das Außen, sondern arbeiten an und mit unserem Innenleben, weil wir erkannt haben, dass die Veränderung, die wir uns wünschen, von uns selbst ausgeht. Alles andere darf sich als Reaktion auf unsere eigene Expansion verändern. Wir müssen nicht den vermeintlichen Frieden ertragen, sondern fordern den Status quo heraus, wenn er unseren inneren Frieden stört. Wir gestalten – mutig, integer, aufrichtig. Dein Körper und dein System kennen die Antworten, und sie kennen die Lösungen. Sie wissen, wo der Ort in dir ist, in dem die innere Sicherheit wohnt. Und du selbst bist die Person, die dich dorthin führt.

In meinen Begleitungen arbeite ich sehr gern mit der Frage: »Wie wäre es denn richtig gut?«, nachdem meine Klientinnen mir ihre Probleme geschildert haben. Ein Unterbrecher. Gemeinsam gehen wir gedanklich an einen Ort, wo wir aktiv gestalten können. Co-Regulation wirkt ihren Zauber. In einem besser regulierten Zustand können wir Luftschlösser bauen, wir sind mutiger, träumen größer, empfinden mehr Gestaltungsmacht. Auch wenn es manchmal zunächst noch kleine Schlösser sind, es ist ein Beginn. Eine bedeutsame und zugleich wunderschöne Beobachtung ist: Egal wie vertraut die Dysregulation für manche Systeme ist – noch nie hatte jemand gar keine Vorstellung von der Antwort. Wir alle wissen innen drin – auch wenn es manchmal tief verschüttet ist –, wie das Leben sich anfühlen würde, was wir tun, wofür wir losgehen und was wir bewegen würden, wenn es »gut« wäre. Es ist eine Art verkörpertes Wissen, wenngleich irgendwie unbekannt und neu. Etwas, das wir mit jeder Faser wahrnehmen können. Ein Leuchten, das Orientierung gibt. Potenzial. Hoffnung. Manchmal ein kleiner Funke … aber er ist da.

Veränderung ist möglich. Wir können um- und neulernen. Ich bin mir bewusst, dass du es weißt, aber ich wiederhole es, solltest du es auf deinem Weg vergessen oder einmal daran zweifeln: Jedes Nervensystem ist formbar und veränderlich. *Jedes.* Immer wieder dürfen wir uns hierfür das Bild des Muskels ins Gedächtnis rufen, der konsequentes, kontinuierliches Training braucht, um sich zu verändern, zu wachsen und stärker zu werden. Das Ergebnis deiner Bemühungen und deines mutigen Dranbleibens ist wahrhaftige, verkörperte Veränderung. Eine Veränderung, über die du nicht nachdenken musst, sondern die dir einfach entspringt – als logische Folge deiner bewussten Entscheidungen für dich und deinen Weg. So wie ein Muskel nicht darüber nachdenkt, ob er wachsen und stärker werden soll. Er tut es, weil die gezielt gesetzten Impulse ihn dazu anregen.

Lass uns zur Ruhe kommen und den Blick nach innen richten – zu uns selbst, zu unserem Nervensystem und seiner Regulation. Du erfährst, was für dich möglich wird, wenn du diese endlosen Weiten in dir, die so viel Abenteuer und Lebendigkeit, Entspannung und Präsenz zulassen, mit jeder Faser zu spüren beginnst. Wer wärst du, wenn du dich so leben würdest, wie es ungezwungen und frei aus dir herausfließt? Lebe dich ganz – und ich verspreche dir, du wirst dich dabei manchmal selbst überraschen.

ANHANG

DANK

Hier möchte ich jene Menschen erwähnen, die mit ihrem Tun und Sein dazu beigetragen haben, dass es dieses Buch gibt.

Ich danke den Visionärinnen und Visionären, die die Grundlagen für die Inhalte dieses Werks geschaffen und in die Welt getragen haben. Ohne ihren Mut, ihre Neugierde, ihre Faszination und ihre Menschenliebe hätten wir vielleicht nie Zugang zu diesen so fundamentalen Lehren erhalten. Es sind Vorreiterinnen und Vorreiter wie zum Beispiel Peter Levine, Stephen Porges, Bessel van der Kolk, Gabor Maté und Arielle Schwartz, von denen ich viel lernen durfte und weiterhin darf. Und ich danke jenen Menschen, die dieses Wissen mit Herz und Verstand weiterverbreiten. Es macht die Welt zu einem besseren Ort – Nervensystem für Nervensystem.

Ich danke meinen Klientinnen und Klienten und den Teilnehmenden meiner Onlinekurse für ihr Vertrauen, ihr Weitergehen und unser immer wertschätzendes Miteinander. Ihr seid eine große Inspiration. Es ist mir eine Ehre, euch auf eurem Weg ein Stück weit begleiten zu dürfen. Ich bin sehr dankbar für alles, was ich von euch lernen darf und für die Einblicke, die ihr mit gewährt. Besonders danken möchte ich den drei Frauen, die ihre Geschichten als Anita, Ina und Lucy mit uns geteilt haben. Tausend Dank für eure Lebenszeit und dafür, dass ihr euch in eurem Werden zeigt und sichtbar macht. Ich verneige mich vor euch und dem, was ihr bereits bewegt habt.

Ebenso danken möchte ich dem GU Verlag, unter dessen »Dach« dieses Buch erscheinen darf, und den Menschen, die daran beteiligt sind. Allen voran zwei großartigen Frauen: Nikola Teusianu, die all meinen Ideen gelauscht hat und ohne deren Begeisterung für »mein« Thema es vielleicht nie zu diesem Buch gekommen wäre, und Franziska Mohrfeldt, die wunderbarste Begleiterin und

Ansprechpartnerin, die ich mir für dieses Projekt hätte wünschen können. Ich werde niemals unseren Call vergessen, bei dem *du mir* erklärt hast, wieso dieses Buch so wichtig ist und es unbedingt geboren werden muss. Ich danke ebenso Herrn Dr. Pascal Frank, der als Lektor viele Stunden mit meinem Text verbracht und das Beste aus dem Manuskript herausgeholt hat. Vielen Dank!

Auch danken möchte ich meiner Freundin, Wegbegleiterin, Partnerin, Mentorin und Co-Autorin meiner beiden ersten Bücher Sandra Teml-Wall. Danke für dein Dasein, deine Unterstützung und deine weisen Worte. Danke dafür, wie du Mensch bist. Danke für unsere Verbindung und Freundschaft.

Als Zweifachmama und selbstständige Unternehmerin braucht man andere Menschen, die einem den Rücken freihalten, wenn man solche Projekte umsetzen möchte. Deshalb, liebe Mama: Ich danke dir so sehr für all die Stunden, die du mit den Kindern spielst, sie unterhältst und versorgst, während ich lese, recherchiere und tippe und meine Vision voranbringe. Danke, dass du die weltbeste Oma für sie bist.

Und schließlich danke ich meinem Mann Jan. Mit dir darf ich erfahren, wie sich Sicherheit in Verbindung anfühlt. Du hältst mich, wenn ich mich nicht halten kann, und du zeigst mir, wie »man das macht« mit der »Liebe ohne Angst«. Ich danke dir für deine grenzenlose Unterstützung bei all meinen Ideen, dein aufrichtiges Interesse an den Themen, die mich beschäftigen, und dafür, dass du der wunderbarste Papa für unsere Töchter bist. Ohne deine Zeit und deine Unterstützung wäre es ein Ding der Unmöglichkeit gewesen, dieses Buch in die Welt zu bringen. Danke für uns und unsere Familie.

ÜBUNGSVERZEICHNIS

Stoppen und Wahrnehmen	42
Abklopfen	43
Freie Bewegung	44
Den Körper wie Neuland erkunden	45
Zur Ruhe kommen mit dem Body Scan	47
Summen	48
Auf einem Bein stehen	48
Beckenschaukeln	49
Gesunden Abstand zu den Gedanken halten	98
Regulationsressource: »Voo«	129
Den Sympathikus hervorrufen	141
Regulationsressource: 4-7-8-Atmung	145
Regulationsressource: Zweiteilige Kurzatmung bei dorsal	147
Regulationsressource: Tappen nach Dr. Bessel van der Kolk	154
Regulationsressource: Den Rücken stärken	168
Ich spreche meine Wahrheit auf Papier	174
Regulationsressource: »Voo mit Kiefer«	177
Dein tägliches To-do: Der Self-Check-in	185
Regulationsressource: Orientieren	188
Liebevolle Selbstzuwendung	194
Regulationsressource: Sanfter, weicher Blick	203
Regulationsressource: Wiegen	206
Regulationsressource: Schütteln	209
Regulationsressource: Selbstumarmung	213
Regulationsressource: Schmetterling	226

ANMERKUNGEN

1. Porges, Stephen W.: *Die Polyvagal-Theorie und die Suche nach Sicherheit. Traumabehandlung, soziales Engagement und Bindung,* G. P. Probst Verlag, Lichtenau 2017.
2. Zu erforschen, wie intensive Gefühle sich für dich ganz persönlich anfühlen und wo in deinem Körper du sie am intensivsten wahrnimmst, kann ein spannender Teil deiner Reise sein.
3. Hüther, Gerald: Momente gelingender Beziehungen (eine neue Beziehungskultur für eine bessere Welt), *Mini and Me by Jeannine,* 16.04.2018, https://www.youtube.com/watch?v=9lE3nxFQ6u8&t=1s (abgerufen am 23.10.2024).
4. Vgl. Passaler, Linnea: *Heal Your Nervous System. The 5-Stage Plan to Reverse Nervous System Dysregulation,* Quarto Publishing Group, London 2024, S. 28 f.
5. Ihre Namen wurden zum Schutz ihrer Anonymität geändert.
6. Vgl. Schwartz, Arielle: *Applied Polyvagal Theory in Yoga. Therapeutic Practices for Emotional Health, Norton Professional Books,* New York 2024, S. 7.
7. Vgl. Knowles, Rebecca; Coss, Susanna: Dr. Stephen Porges' latest publication on the Polyvagal Theory, and what it means for the Safe and Sound Protocol (SSP), *Unyte,* 26.09.2023, https://integratedlistening.com/blog/dr-stephen-porges-latest-publication-on-the-polyvagal-theory-and-what-it-means-for-the-safe-and-sound-protocol-ssp/ (abgerufen am 17.10.2024).
8. Vgl. N. N.: Fight, Flight, Freeze, or Fawn Within Trauma, *Brain Harmony,* 21.05.2021, https://www.brainharmony.com/blog/2021/5/21/fight-flight-freeze-or-fold (abgerufen am 29.10.2024).
9. Vgl. Kolk, Bessel van der: *The Body Keeps the Score. Mind, Brain and Body in the Transformation of Trauma,* Penguin, London 2014, S. 64 f.

10. Eine ausführliche Beschreibung der Entspannungsumarmung für Paare findest du in meinem Buch *Mama, nicht schreien! Liebevoll bleiben bei Stress, Wut und starken Gefühlen* mit Sandra Teml-Wall, erschienen 2019 im Kösel Verlag.
11. Kolk, Bessel van der: *The Body Keeps the Score. Mind, Brain and Body in the Transformation of Trauma,* a. a. O., S. 272.
12. Gerhardt, Sue: *Die Kraft der Elternliebe. Wie Zuwendung das kindliche Gehirn prägt,* Düsseldorf 2006, S. 19.
13. Mik, Jeannine; Teml-Wall, Sandra: *Mama, nicht schreien. Liebevoll bleiben bei Stress, Wut und starken Gefühlen,* Kösel Verlag, München 2019, S. 103.
14. Gerhardt, Sue: *Die Kraft der Elternliebe. Wie Zuwendung das kindliche Gehirn prägt,* a. a. O., S. 29.
15. Vgl. Mik, Jeannine; Teml-Wall, Sandra: *Mama, nicht schreien. Liebevoll bleiben bei Stress, Wut und starken Gefühlen,* a. a. O., S. 105 f.
16. Kolk, Bessel van der: Overcome trauma with yoga, *Fundación Radika,*10.04.2019,https://www.youtube.com/watch?v=bYvdhbhCxxM (abgerufen am 20.10.2024).
17. Maté, Gabor: Trauma, o. J., https://drgabormate.com/trauma/ (abgerufen am 29.10.2024).
18. Rund um dieses Thema möchte ich dir von Herzen mein erstes Buch *Mama, nicht schreien* empfehlen, das ich mit Sandra Teml-Wall geschrieben habe und das in über zehn Sprachen übersetzt wurde. Die Lektüre ist besonders wertvoll, wenn du dein Werden in Beziehungen ergründen möchtest.
19. Vgl. Levine, Peter. A.: https://www.goodreads.com/quotes/7606848-trauma-is-not-what-happens-to-us-but-what-we (abgerufen am 27.10.2024).
20. Vgl. Levine, Peter A.: *In an Unspoken Voice. How the Body Releases Trauma and Restores Goodness,* North Atlantic Books, Berkeley 2010, S. 15.
21. Ebd., S. 13.

22. In meinem Buch *Mama, nicht schreien! Liebevoll bleiben bei Stress, Wut und starken Gefühlen* mit Sandra Teml-Wall, erschienen 2019 im Kösel Verlag, gehen wir im Detail auf das Stresstoleranzfenster ein.
23. All das sehen wir im Detail später bei der autonomen Leiter. Du findest sie ab Seite 110. Sie bildet die Basis für unsere gemeinsamen Praxisübungen und Self-Check-ins.
24. Kolk, Bessel van der: *The Body Keeps the Score. Mind, Brain and Body in the Transformation of Trauma,* a. a. O., S. 66.
25. Vgl. Schwartz, Richard C.: *No Bad Parts. Healing Trauma & Restoring Wholeness with the Internal Family Systems Model, Sounds True,* Boulder 2021, S. 21 f.
26. Ebd., S. 17.
27. Wenn das sympathische Nervensystem aktiv ist, bezeichnet man das als »*sympathikotone* Dysregulation«. Etwas salopper formuliert, bietet sich auch der Ausdruck »*sympathisch*« an. Um trotz komplizierter Ausdrücke einen möglichst angenehmen Lesefluss zu gewährleisten und weil das Wort sehr häufig vorkommen wird, habe ich entschieden, das Wort »sympathisch« zu verwenden, um diese Form der Dysregulation zu beschreiben.
28. Vgl. Passaler, Linnea: *Heal Your Nervous System. The 5-Stage Plan to Reverse Nervous System Dysregulation,* a. a. O., S. 58.
29. N. N.: Understanding the Link Between Chronic Disease and Depression, *National Institute for Mental Health,* NIH Publication No. 24-MH-8015, Revised 2024, https://www.nimh.nih.gov/health/publications/chronic-illness-mental-health (abgerufen am 29.10.2024).
30. »[…] given our current knowledge base, it is clear that functional and structural changes in the CNS are associated with many chronic pain syndromes of different etiologies, such as chronic low back pain (LBP), fibromyalgia, pelvic pain syndrome, spinal cord injury, and phantom limb pain.« Steven G.; Bishop, Mark D.: Chronic Musculoskeletal Pain is a Nervous System Disorder… Now What?, *Phys Ther.,*

98 (4), 2018, S. 209–213, https://pmc.ncbi.nlm.nih.gov/articles/PMC6692847/ (abgerufen am 29.10.2024).

31. Mehr dazu siehe: Hill, Patrick: Chronic pain: a consequence of dysregulated protective action, *Br J Pain,* 13 (1), 2019, S. 13–21, https://www.ncbi.nlm.nih.gov/pmc/articles/PMC6327352/ (abgerufen am 29.10.2024).
32. Im Englischen »Fawn-Response«. Fawn heißt auf Deutsch Rehkitz, daher das »Bambi«.
33. Schwartz, Arielle: The Fawn Response in Complex PTSD, *Center for Resilience Informed Therapy,* 09.03.2021, https://drarielleschwartz.com/the-fawn-response-in-complex-ptsd-dr-arielle-schwartz/ (abgerufen am 29.10.2024).
34. Vgl. Schwartz, Arielle: *Applied Polyvagal Theory in Yoga. Therapeutic Practices for Emotional Health,* Norton Professional Books, New York 2024, S. 15.
35. Charf, Dami: Die Auswirkungen des Bambi-Reflexes auf unser Leben, *Dami Charf im Gespräch mit Markus Böker,* 11.02.2022, https://www.youtube.com/watch?v=iCJLurIf2TY (abgerufen am 29.10.2024).
36. Angelehnt an die Journaling-Prompts, die Arielle Schwartz vorschlägt, siehe unter: https://drarielleschwartz.com/the-fawn-response-in-complex-ptsd-dr-arielle-schwartz/ (abgerufen am 29.10.2024).
37. In Anlehnung an das Regulationsmenü von Deb Dana, vgl. https://www.nicabm.com/making-a-nervous-system-menu/ (abgerufen am 28.10.2024).
38. Diese Einteilung stammt von Dr. Chris Lee. Er nutzt sie beispielsweise in seiner Masterclass »Ready for Regulated. Unlocking the Power of Self-Regulation to Live a more Productive, Purposeful and Peaceful Life« vom Juli 2024.
39. Siehe hierzu die Bücher von Dr. Vonda Wright.
40. Levine, Peter A.: *In an Unspoken Voice. How the Body Releases Trauma and Restores Goodness,* a. a. O., S. 11.

PERSONEN- UND SACHREGISTER

Bindungstrauma 83

Charf, Dami 173
Co-Regulation 39, 71, 72, 76, 83, 85, 164, 169, 198 f., 200 ff.

Dana, Deb 16, 110
Dysregulation 18 ff., 28, 31, 35 f., 57, 61, 67 ff., 77 ff., 88 ff., 97 f., 101, 103, 112, 114 ff., 125, 130, 133, 136, 140 ff., 154, 161, 163 f., 180 f., 195, 200, 202, 207, 215 ff., 224, 228, 231, 233 ff.

Entwicklungstrauma 93

Gerhardt, Sue 75

Hochsensibilität 134 ff.
Hüther, Gerald 17

Kolk, Bessel van der 58, 82, 90, 154, 244
Komplex, dorsal-vagaler 110 f., 113 f., 116
Komplex, ventral-vagaler 110 ff., 115 f.

Leiter, autonome 39, 110 ff., 121 ff., 135, 143, 155, 161 f., 176 ff., 194 f., 212 ff., 222 ff.
Levine, Peter 46, 84, 85, 102, 129, 237, 244

Maté, Gabor 82 f., 244

Nervensystem 16 ff., 28 ff., 38 ff., 52 ff., 77 ff., 92, 96 ff., 105, 110 ff., 131 ff., 151, 156, 159, 161 ff., 170, 176, 179 ff., 188 ff., 198, 202 f., 210 ff., 222 ff., 231, 235 ff.
–, autonomes 17, 31, 53 ff.
–, enterisches 55
–, flexibles 87 ff.
–, somatisches 53
–, starres 89 ff.
Nervensystemregulation 19, 27, 30, 107, 112, 131, 220, 227
Neurozeption 65 ff., 79, 113 f., 140, 148, 169, 172, 180, 198, 207

Passaler, Linnea 25
Piper, Brittany 103
Porges, Stephen 13, 55, 244

Regulation 19 ff., 28 f., 31 f., 34 f., 37, 39, 61, 67 ff., 96 ff., 102, 106 f., 110 ff., 120 ff., 130, 135, 136, 139, 144, 148, 153, 158, 160, 162, 164, 168, 181 ff., 188, 190, 193, 199, 202, 213 ff., 222, 225 ff., 233 ff.
Regulationsressource 36–40, 71 f., 122, 129 ff., 145 ff., 154 ff., 167 f., 175 ff., 184 ff., 188 ff., 193, 199, 201 ff., 206, 209, 213, 217, 220, 226 f., 231
Regulationsmenü 198 ff.

Schocktrauma 82 f.
Schwartz, Arielle 171, 244
Schwartz, Richard 95
Selbstregulation 71, 76, 85, 233, 235
Spiel 111, 114 f., 160, 162 ff., 180, 207, 210 f., 226
Starre 77, 111, 114, 119, 145, 148 ff., 156, 185, 198, 203, 204 ff., 211 f., 215 f.

Teml-Wall, Sandra 75, 93, 245
Trauma 15, 20, 29, 31, 35, 51, 76, 81, 82 ff., 101 ff., 110, 134, 136 ff., 163, 169, 179
Traumaarbeit 33
Traumaaufarbeitung 33
Traumafolge 134, 172
Traumaforschung 14
Traumageschichte 137
Traumamuster 91, 96
Traumatasse 36, 184, 228

Vagusnerv 48, 53, 55, 59, 112 f., 116, 129

Zustand, dorsaler 113 ff., 117, 119, 123 ff., 141, 146 ff., 160, 164, 166, 172, 176 f., 180 f., 198, 204, 207 ff., 218 f., 223
Zustand, ventraler 113, 115, 117 ff., 151, 154, 160 ff., 171, 176, 180 ff., 185, 195, 210 ff., 220, 226

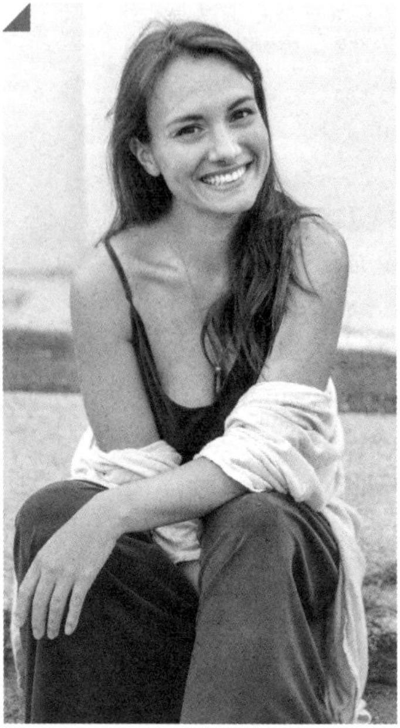

ZUR AUTORIN

Jeannine Mik begleitet Menschen, die bewusster leben wollen, als holistisch-somatische Trainerin. Ihre leicht erlernbaren Körperübungen, klugen Selfcare-Impulse und Tools aus der Traumatherapie führen raus aus der Ohnmachtsspirale, direkt rein in die emotionale Sicherheit. Jeannine zeigt in ihrem Buch eindrucksvoll, wie wir unsere seelische und körperliche Gesundheit selbst in die Hand nehmen können und endlich nachhaltig die Veränderungen einladen, nach denen wir uns sehnen. Damit es uns jeden Tag besser gehen kann.

Besuche Jeannine Mik auf:

DIE BÜCHERMENSCHEN HINTER DEM PROJEKT

Verlagsleitung: Eva Dotterweich
Lektorat: Pascal Frank
Cover und Umschlag: GROOTHUIS. Gesellschaft der Ideen und Passionen mbH
Layout: Björn Fremgen, KONTRASTE, Modifizierung des Layouts durch Alexander Gröber, Uhl + Massopust, Aalen
Herstellung: Pia Schwarzmann
Illustrationen, Cover und Autorenfoto: anni's. art fotografie; iStockphoto: S. 26, 42, 63
Reproduktion: Medienprinzen
Druck & Bindung: Livonia, Lettland

Grillparzerstraße 12, 81675 München

www.gu.de/kontakt | hallo@gu.de

GU ist eine eingetragene Marke der GRÄFE UND UNZER VERLAG GmbH

1. Auflage 2025, ISBN: 978-3-8338-9432-9

WICHTIGER HINWEIS

Die Gedanken, Methoden und Anregungen in diesem Buch stellen die Meinung bzw. Erfahrung der Verfasserin dar. Sie wurden von der Autorin nach bestem Wissen erstellt und mit größtmöglicher Sorgfalt geprüft. Sie bieten jedoch keinen Ersatz für persönlichen kompetenten medizinischen Rat. Jede Leserin, jeder Leser ist für das eigene Tun und Lassen auch weiterhin selbst verantwortlich. Weder Autoren noch Verlag können für eventuelle Nachteile oder Schäden, die aus den im Buch gegebenen praktischen Hinweisen resultieren, eine Haftung übernehmen.

GU

LIEBE LESERIN, LIEBER LESER,

wie wunderbar, dass du dich für ein Buch von GU entschieden hast! In unserem Verlag dreht sich alles darum, dir mit gutem Rat dein Leben schöner, erfüllter und einfacher zu machen. Unsere Autorinnen und Autoren sind echte Expertinnen und Experten auf ihren Gebieten, die ihr Wissen mit viel Leidenschaft mit dir teilen. Und unsere erfahrenen Redakteurinnen und Redakteure stecken viel Liebe und Sorgfalt in jedes Buch, um dir ein Leseerlebnis zu bieten, das wirklich besonders ist. Qualität steht bei uns schon seit jeher an erster Stelle – jedes Buch ist von Büchermenschen für Buchbegeisterte gemacht, mit dem Ziel, dein neues Lieblingsbuch zu werden.

Deine Meinung ist uns wichtig, und wir freuen uns sehr über dein Feedback und deine Empfehlungen – sei es im Freundeskreis oder online.

Viel Spaß beim Lesen und Entdecken!

PS: Hier noch mehr GU-Bücher entdecken: www.gu.de

FÜR DIE UMWELT

Dieses Buch wurde auf PEFC-zertifiziertem Papier aus nachhaltiger Waldwirtschaft gedruckt. Aus Liebe zur Natur verwenden wir leichtes Papier.

WERDE TEIL DER GU-COMMUNITY!

Du und deine Familie, dein Haustier, dein Garten oder einfach richtig gutes Essen. Egal, wo du im Leben stehst: Als Teil unserer Community entdeckst du die neuesten GU-Bücher als erstes, du genießt exklusive Leseproben und wirst mit wertvollen Impulsen und kreativen Ideen bereichert.

Worauf wartest du? Sei dabei!

www.gu.de/gu-community

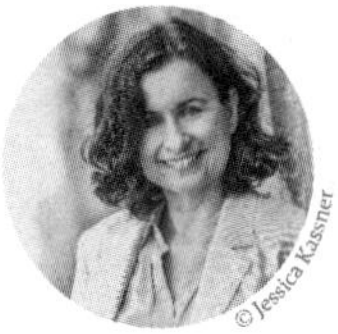

© Jessica Kassner

WARUM UNS DAS BUCH BEGEISTERT

»Schluss mit all der Überforderung, Ohnmacht und den schlechten Gefühlen? Mit Jeannines Buch lernen wir endlich in uns selbst Sicherheit zu finden.«

EVA DOTTERWEICH, Verlagsleitung